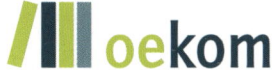

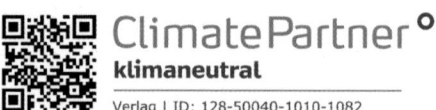

Verlag | ID: 128-50040-1010-1082

Selbstverpflichtung zum nachhaltigen Publizieren

Nicht nur publizistisch, sondern auch als Unternehmen setzt sich der oekom verlag konsequent für Nachhaltigkeit ein. Bei Ausstattung und Produktion der Publikationen orientieren wir uns an höchsten ökologischen Kriterien. Inhalt und Umschlag dieses Buches wurden auf 100 Prozent Recyclingpapier, zertifiziert mit dem FSC®-Siegel und dem Blauen Engel (RAL-UZ 14), gedruckt. Alle durch diese Publikation verursachten CO_2-Emissionen werden durch Investitionen in ein Gold-Standard-Projekt kompensiert. Die Mehrkosten hierfür trägt der Verlag. Mehr Informationen finden Sie unter: http://www.oekom.de/allgemeine-verlagsinformationen/nachhaltiger-verlag.html

Bibliografische Information der Deutschen Nationalbibliothek: Die Deutsche Nationalbibliothek verzeichnet diese Publikation in der Deutschen Nationalbibliografie; detaillierte bibliografische Daten sind im Internet über http://dnb.d-nb.de abrufbar.

© 2017, oekom verlag München
Gesellschaft für ökologische Kommunikation mbH, Waltherstraße 29, 80337 München

Umschlaggestaltung: www.buero-jorge-schmidt.de
Umschlagabbildung: Christopher Elwell, shutterstock
Lektorat: Christoph Hirsch, Laura Kohlrausch, Annika Christof, oekom verlag
Korrektorat: Maike Specht
Layout und Satz: Ines Swoboda, oekom verlag

Bildnachweis:
Alle Bilder Lea Schreiber
außer S. 17 ave_mario, S. 30/42 didecs, S. 32 Africa Studio, S. 44 Gina Sanders,
S. 98 dechevm, S. 99 Fiedels – alle fotolia und S. 94 Minouki
Infografik S. 24/25 Esther Gonstalla

Druck: Friedrich Pustet GmbH & Co. KG, Regensburg

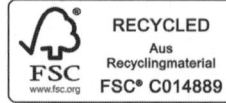

Nadine Schubert

Noch besser leben ohne Plastik

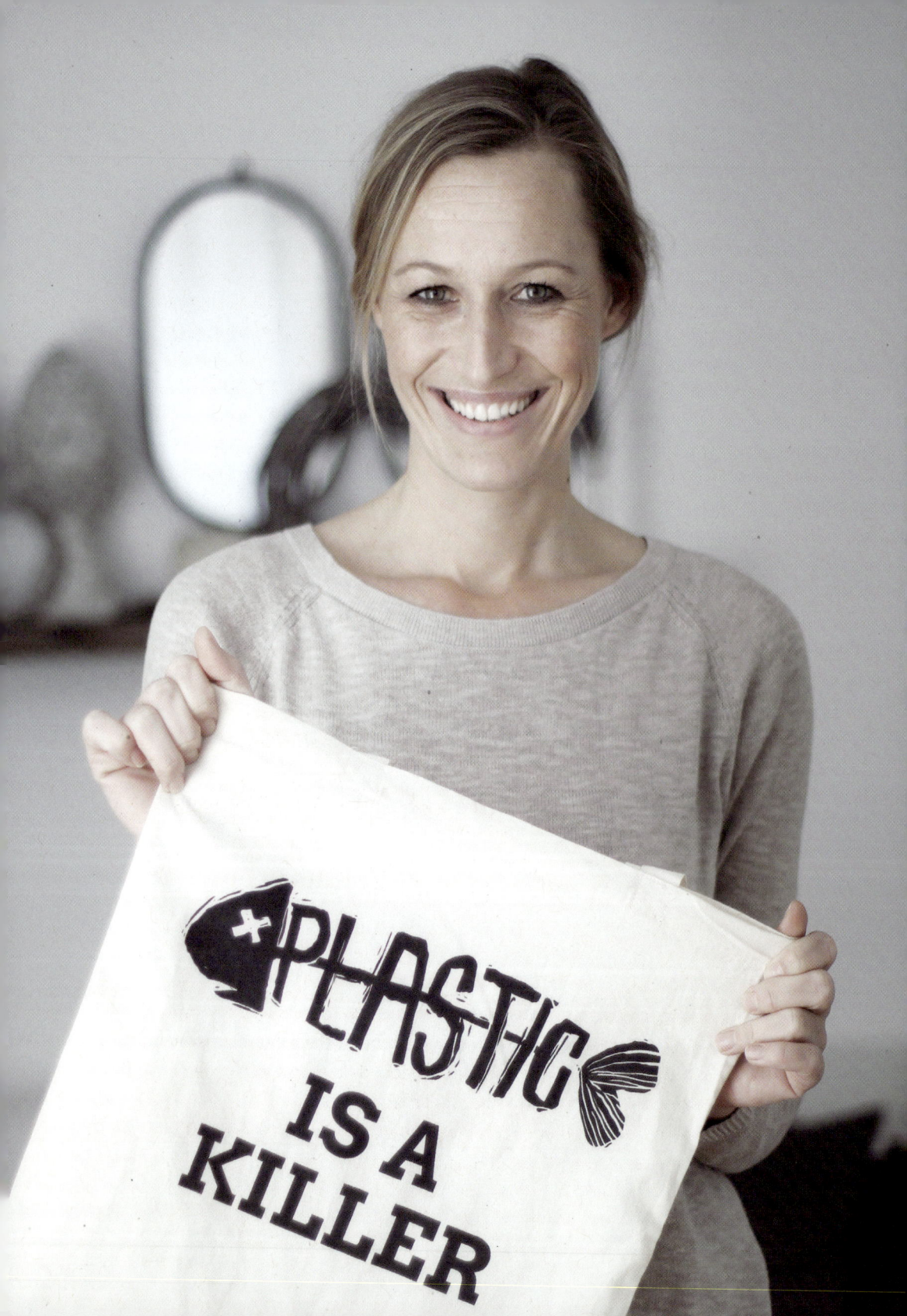

WARUM AUF PLASTIK VERZICHTEN?

Weil es die Gesundheit fördert, die Umwelt entlastet und obendrein Spaß macht. Diese Antwort ist so einfach wie überzeugend. Schwieriger scheint eine Antwort auf eine weitere Frage zu sein: Warum soll ausgerechnet ich anfangen, wenn andere es nicht tun? Aber auch hier ist die Antwort simpel: weil irgendjemand den Anfang machen muss!

Ich habe 2013 erkannt, dass es so nicht weitergehen kann – mit all dem Müll, den unser Einkauf verursachte, und mit den Schadstoffen, die angeblich im Plastik steckten. Ich suchte nach Alternativen für Produkte, die nur aus Kunststoff oder in Kunststoff verpackt erhältlich waren. Und siehe da: Es funktionierte, auch wenn es seine Zeit brauchte, bis für fast alle Plastikprobleme Lösungen gefunden waren, bis das Haus »plastikfrei« war.
Aber das ist nicht schlimm! Nehmen Sie sich diese Zeit. Es ist gar nicht so wichtig, an welcher Stelle in Ihrem Leben Sie mit dem Plastiksparen beginnen, sondern dass Sie es tun. Egal, ob Sie eher der Typ »Selbermacher« sind oder ob Sie Ihren Beitrag leisten, indem Sie andere, bessere Produkte kaufen. Dieses Buch bietet Lösungen für alle, die das viele Plastik leid sind.
Die Politik tut leider noch zu wenig, aber sie wird sich nicht auf Dauer ihrer Verantwortung entziehen können, dazu ist das »Problem Plastik« mittlerweile zu präsent. Zum Glück! Durch die Berichterstattung in Tageszeitungen, Funk und Fernsehen wird deutlich gemacht, wie sehr wir unserer Umwelt mit Plastik schaden und so unseren Lebensraum zerstören. Viele Menschen kaufen mittlerweile bewusster ein, verzichten auf Plastiktüten und unnötige Verpackungen. Immer mehr Geschäfte bieten lose Waren an, und Handelsketten wie REWE haben sogar Laserstempel eingeführt, um auf Plastiketiketten bei Obst und Gemüse verzichten zu können. Man gilt nicht mehr als Exot, wenn man sich für die Umwelt einsetzt. Niemandem wird gleich der »Öko«-Stempel aufgedrückt.
Und dennoch: Vieles geht bisher nur mit Eigeninitiative. Die Hersteller fast aller Produkte des täglichen Bedarfs machen es den Konsumenten schwer, ohne Plastik auszukommen. Der Verbraucher kann den Apfelsaft

in der Glasflasche dem aus dem Tetra Pak vorziehen. Er kann seine Dose mit an die Käsetheke bringen, um nicht den eingeschweißten Plastikkäse kaufen zu müssen. Das ist schon mal gut, damit können wir das »große Plastik« umgehen.

Aber was ist mit dem Plastik, das wir nicht sehen? Kleinste Kunststoffteilchen, die wir mit bloßem Auge nicht erkennen können? Sie tauchen in immer mehr Produkten auf. Produkte, die wir täglich benutzen und deren Inhaltsstoffe – ob wir wollen oder nicht – über den Abfluss ins Abwasser gelangen und letztlich im Meer landen.

Es gibt also noch viel zu tun, und ich kann daher nur raten: Denken Sie an sich, an Ihre Gesundheit, die Ihrer Kinder und an die Umwelt. Werden Sie Vorreiter, und werben Sie in Ihrem Umfeld für die Vorzüge eines plastikfreien Lebens. Ein paar eingängige Argumentationshilfen habe ich im nachfolgenden Kasten für Sie zusammengestellt – und viele konkrete Tipps bekommen Sie, wenn Sie weiterblättern.

In diesem Sinne: Viel Freude beim Anders- und Bessermachen wünscht

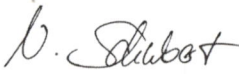

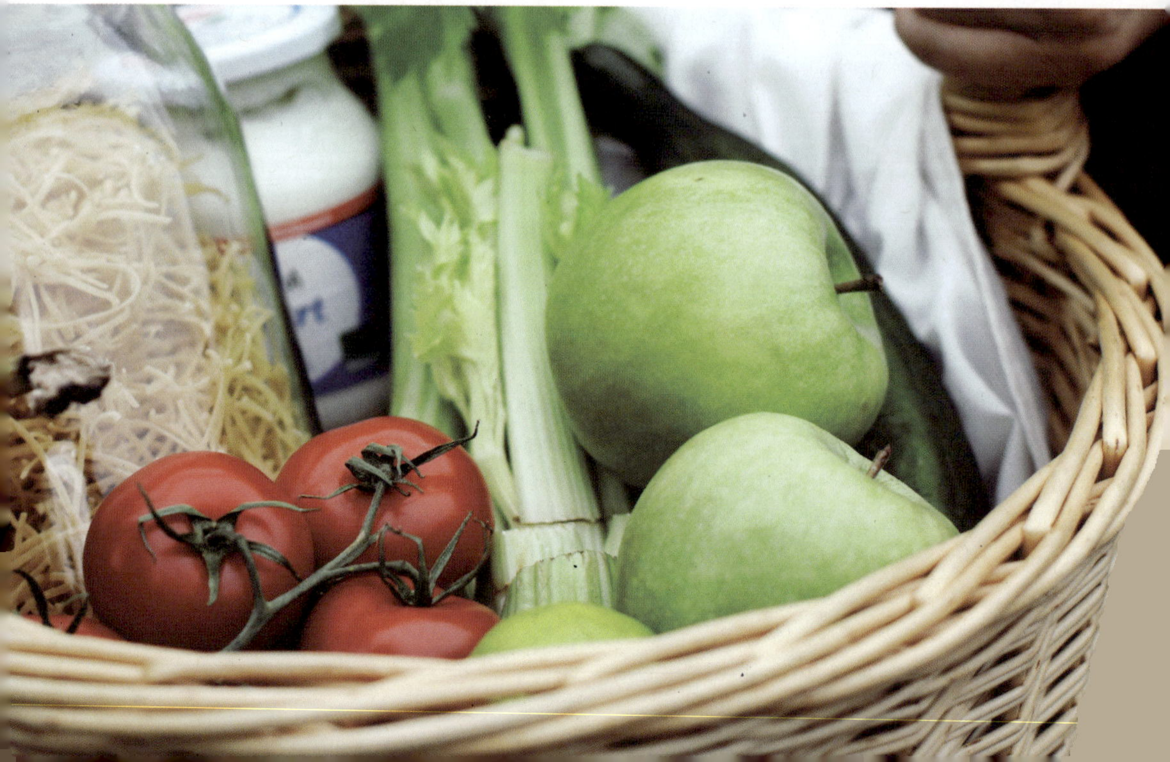

PLASTIKFREI LEBEN ...

... ist gesünder   Die Zusatzstoffe, die verwendet werden, um aus Erdöl ein Produkt aus Kunststoff herzustellen, sind äußerst ungesund. Weichmacher und Bisphenole gelangen über die Haut, die Mundschleimhäute und den Magen in unseren Körper und damit in den Blutkreislauf. Die Belastung ist messbar. Laut Umweltbundesamt sind in Deutschland über 90 Prozent aller Menschen mit Schadstoffen aus Plastikverpackungen belastet. Sobald man Plastik vermeidet, gehen die Schadstoffwerte im Blut rasch wieder zurück.

... ist umweltfreundlicher   Der beste Müll ist der, der gar nicht anfällt. So könnte man die Herausforderung auf den Punkt bringen. Die Umwelt leidet unter unseren Kunststoffabfällen. Nicht nur, weil zu viel Müll in der Natur landet, sondern auch, weil wir die Rohstoffe aus der Natur beziehen. Erdöl ist eine endliche Ressource, die eine Vielzahl an Problemen schafft; verhindern wir also, dass es als Plastik auch noch in der Müllverbrennung landet.

... ist günstiger   Wer kein Plastik kauft, gibt weniger Geld aus. Das stimmt wirklich. Wer verpackte Lebensmittel im Supermarkt links liegen lässt, hat weniger im Einkaufskorb. Keine Angst: Sie werden nicht verhungern, wenn Gummibärchen, Frühstücksflocken und Chips im Regal bleiben. Am meisten Geld sparen Sie, wenn Sie Wasch- und Putzmittel selber machen.

... ist hübscher   Plastik ist hässlich. Das fängt bei der Plastiktüte an, für die es mittlerweile gute Alternativen gibt: Moderne Baumwoll- oder Jutebeutel sind zum schönen Accessoire aufgestiegen. Und es endet bei der Plastikente, made in China, die obendrein noch voller Schadstoffe steckt.

... bedeutet mehr schöne Lebenszeit   Wer sich von Plastik befreit, entkommt auch dem Konsumwahn(sinn). Ich mag keine ausgedehnten Shoppingtouren mehr, sondern schlendere heute lieber über den Markt, um frisches Gemüse zu kaufen. Wer weniger Zeit mit Shoppen verbringt, hat mehr Zeit für andere Dinge. Da das Selbermachen von plastikfreien Alternativen ganz leicht ist und teilweise sehr schnell geht, kann man öfter mal die Füße hochlegen.

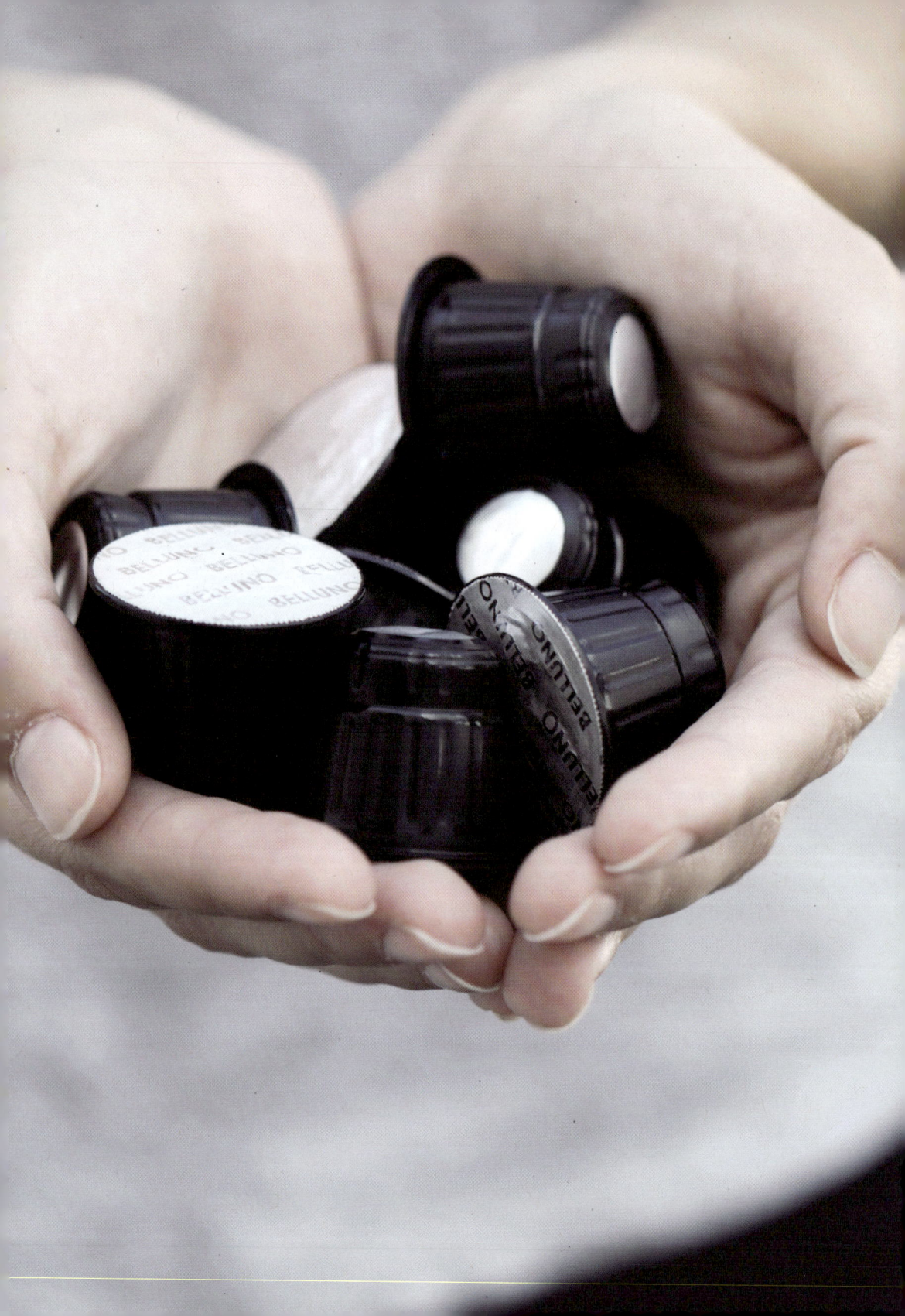

ÜBERALL PLASTIK

140 Millionen Tonnen Plastik befinden sich bereits in den Weltmeeren, und jedes Jahr kommen acht bis zehn Millionen Tonnen hinzu. Die Kunststoff verarbeitende Industrie meldet Jahr für Jahr Zuwächse; unser Bedarf an Plastik steigt. Damit wächst aber auch das Umweltproblem, das durch Kunststoffe ausgelöst wird. Für unser immer größer werdendes Verlangen nach billiger Ware, schnellem Genuss und »einfacher« Entsorgung leiden anderswo Menschen und Tiere – möchten Sie dafür verantwortlich sein?

Gutes Plastik, schlechtes Plastik?

Eines ist sicher: Ein Leben *komplett* ohne Plastik funktioniert nicht (ganz). Auch im Hause Schubert gibt es keinen Staubsauger aus Holz. Handy und Telefon, Computer, Waschmaschine und Auto sind ebenfalls vorhanden und nicht mehr wegzudenken. Und der Nachwuchs darf sogar mit Lego und Playmobil spielen. Selbst für eine fortgeschrittene Plastikvermeiderin wie mich ist das in Ordnung – und ich sage Ihnen auch, warum.

Schlechtes Plastik

Dazu zähle ich alles, was nur kurz verwendet wird und später keinen weiteren Nutzen erfüllt. Verpackungen von Lebensmitteln, die nach dem Einkauf sofort weggeworfen werden, gehören in diese Kategorie. Denn selbst »überflüssiges« Plastik ist zu wertvoll, um schnell und unbedacht entsorgt, meist sogar verbrannt zu werden. Da der meiste Plastikmüll in deutschen Haushalten bei Verpackungen anfällt, ist es wichtig, genau hier anzusetzen und zu versuchen, Kunststoffabfälle drastisch zu reduzieren.

Vermeiden Sie auch die Anschaffung von Geräten mit kurzer Lebensdauer, für die häufig gerade die Verwendung billiger Plastikteile verantwortlich ist. Hier zahlt sich Qualität am Ende aus! Achten Sie auf Reparierbarkeit; mittlerweile treffen sich immer häufiger handwerklich begabte und technikversierte Bürger in Reparaturcafés und bringen defekte Kleingeräte wieder zum Laufen.

Am wichtigsten ist es, Gegenstände und Geräte aus Plastik lange zu benutzen. Das bedeutet eben auch, nicht jedes Jahr das neueste Smartphone zu kaufen, und alles, was im Haushalt vorhanden ist, zu nutzen, bis es ersetzt werden muss. Das gilt z. B. für Sandkastenspielzeug, Putzeimer oder Wäschekörbe.

Beim Plastiksparen geht es also um dreierlei: (1) Wegwerfplastik vermeiden, (2) bei Neuanschaffungen Kunststoffe umgehen und (3) unvermeidbares Plastik lange nutzen.

In wenigen Ausnahmefällen kann es jedoch durchaus sinnvoll sein, auf Produkte aus Plastik zu setzen, nämlich immer dann, wenn alternative Rohstoffe ausscheiden, weil sie energie- oder ressourcenintensiv sind oder (zu) schnell entsorgt werden müssen.

Oft haben wir keine Zeit, uns über die Folgen unseres Tuns Gedanken zu machen. Produkte aus Plastik sind häufig billig und/oder schnell und bequem verfügbar – und schon sind wir mittendrin und mitverantwortlich für Unmengen an Plastikmüll, die sich eigentlich ganz leicht vermeiden ließen. »Einfach verweigern« statt »gedankenlos kaufen« heißt die Lösung für unsere größten Plastiksünden.

Coffee to go

320.000 Coffee-to-go-Becher gehen jede Stunde über deutsche Ladentheken. Für ihre Herstellung werden jährlich 64.000 Tonnen Holz und 11.000 Tonnen Kunststoff benötigt. Nach fünf Minuten landen die Becher im Mülleimer – oder, schlimmer, auf Autobahnauffahrten, in Flüssen und Parks.

Kaffeekapseln

60 Euro kostet 1 Kilogramm Kaffee, wenn man es auf kleine Portionen in Kapseln verteilt. Ein Trend, der nicht nur eine Belastung für den Geldbeutel, sondern vor allem für die Umwelt ist. Drei Milliarden Kaffeekapseln landen jährlich in deutschen Abfalleimern – Tendenz steigend. Denn mittlerweile sind auch Kapseln mit Tee und sogar Babymilchpulver (Schweiz) auf dem Markt.

Einwegflaschen

Vor allem beim Wasser greifen wir häufig zu Einweg. 89 Milliarden Liter unseres Hauptnahrungsmittels werden weltweit jedes Jahr abgefüllt – in Plastikflaschen, die nur einmal verwendet werden. Die Flaschen aus Polyethylenterephthalat werden zu Granulat verarbeitet; für neue Plastikgegenstände muss »frisches« Material aus Erdöl beigemischt werden.

Hemdchenbeutel

Plastiktüten kosten mittlerweile Geld, weshalb ihr Gebrauch in Deutschland erfreulicherweise im Jahr 2016 um zwei Milliarden Stück zurückgegangen ist. Doch in nahezu allen Lebensmittelmärkten werden noch immer Hemdchenbeutel in der Obst- und Gemüseabteilung zur kostenlosen Mitnahme angeboten. Ihr Nutzen ist gering, da sie im besten Fall als Müllbeutel enden.

Gutes Plastik

Keine Frage, Kunststoffe sind eine Errungenschaft der Moderne und heute kaum noch wegzudenken. Problematisch ist der inflationäre, gedankenlose Umgang damit. Doch manchmal schneidet Plastik im Alltagstest sogar besser ab als die Alternativen aus Holz oder anderen natürlichen Rohstoffen, z. B. bei diesen Gegenständen:

WC-Bürste Klobürsten aus Holz werden sehr schnell unansehnlich. Der häufige Kontakt mit Wasser lässt Holz und Borsten schimmeln. Das ist unschön und unhygienisch. Eine WC-Bürste aus Kunststoff hält deutlich länger. Um die Plastikbürste nicht so oft austauschen zu müssen, lohnt es sich, in eine Bürste mit Silikonaufsatz zu investieren. Die Silikonlippe lässt sich gut reinigen, die Bürste ist über viele Jahre verwendbar.

LEGO und Playmobil Beides findet sich auch in den Zimmern meiner Kinder. Wobei meine Tochter fast ausschließlich mit den vom großen Bruder geerbten Steinen und Männchen spielt. Ich habe nichts gegen das bunte Plastikspielzeug einzuwenden, weil man es nie wegwirft, sondern wegen der guten Qualität immer weitergeben kann.

»PLASTIK VERMEIDEN« & NACHHALTIGKEIT

Nachhaltig zu leben bedeutet für mich: Durch meinen Lebensstil darf niemandem, nicht Mensch, nicht Tier, ein Nachteil entstehen. Wer strikt nach dieser Definition urteilt, wird erkennen, dass es nahezu unmöglich ist, alles »richtig« zu machen. Plastik zu sparen macht einen nicht automatisch zu einem nachhaltig lebenden Menschen, wenn man andererseits alle Einkäufe mit dem Auto erledigt, zweimal im Jahr fliegt oder Kreuzfahrten macht.

Auch ich bin weit von »100 Prozent öko« entfernt, selbst wenn ich durchaus mehr für die Umwelt tue, als »nur« Plastik zu vermeiden. Aber Perfektion ist gar nicht mein Anspruch. Ich möchte etwas tun und Wege aus dem Konsumdschungel zeigen, richtige und wichtige Ansätze verfolgen, ohne Zwang und den erhobenen Zeigefinger. Der Rest kommt fast zwangsläufig von allein. Plastikvermeidung kann der Start in ein besseres und nachhaltigeres Leben sein, wenn man sich darauf einlässt und Perfektionismus nicht das oberste Ziel ist.

Gelber Sack und Gelbe Tonne

Was passiert eigentlich mit unserem Plastikmüll? Eine Frage, die sich viele Verbraucher stellen. Kunststoff-Recycling hat einen schlechten Ruf. Viele gehen davon aus, dass die meisten Verpackungen in der Müllverbrennung landen, und entsorgen sie deshalb in der Restmülltonne. Dabei leistet der Gelbe Sack bzw. die Gelbe Tonne wichtige Dienste in Sachen Recycling.

Verpackungsmüll aus dem Gelben Sack und der Gelben Tonne wird schrittweise auf das Recycling vorbereitet:

1   Staub, Sand und Feinpartikel sowie Plastikteile, die kleiner sind als 20 Millimeter, werden ausgesiebt. Ihr Mengenanteil beträgt ca. 5 Prozent und landet in der Müllverbrennung.

2   Abfälle zwischen 20 und 60 Millimeter Größe fallen durch Löcher in riesige Siebtrommeln und gehen als Ersatzbrennstoff in Zementwerke, um dort Kohle und Öl zu ersetzen.

3   Weißblech und Alu werden aussortiert. Tetra Paks landen in großen Ballen in der Papierfabrik und werden dort geschreddert. Das Papier wird recycelt, Tetra-Kunststoffe später im Zementwerk verbrannt.
Verpackungen zwischen 60 und 240 Millimeter Größe werden mittels Nahinfrarottechnik sortiert (PE, PP, PS, PET). Gleichzeitig werden Folien in der sogenannten Windsichtung herausgeblasen und -gesaugt. Folien, die größer sind als DIN A4, werden zu einem Re-Granulat verarbeitet. Verpackungen, die kleiner als DIN A4 sind, werden zum Ersatzbrennstoff.

4   Kunststoffe, die als »sortenrein« erkannt worden sind, gehen schließlich in Betriebe, die Granulate daraus herstellen. Ihr Anteil beträgt 15 bis 20 Prozent des Gesamtinhalts der Gelben Säcke und Tonnen.

Übrigens: Vieles, was in den Gelben Säcken bzw. Tonnen landet, hat dort gar nichts zu suchen. Über 30 Prozent davon sind Fehlwürfe, wie Papier, Windeln oder anderer Hausmüll.

Quelle und Informationen: www.recycling-fuer-deutschland.de

Plastik macht uns krank

Weichmacher (Phthalate) und andere Chemikalien (z. B. Bisphenol A) sind in Kunst-
stoffprodukten nicht fest gebunden und werden nach und nach an die Umgebung
abgegeben. Das Umweltbundesamt führt regelmäßige Untersuchungen durch und hat
dabei festgestellt, dass wir alle diese Schadstoffe in uns tragen. Sie sind im Blut und
im Urin nachweisbar. Mittlerweile weiß man auch, dass der Großteil der Belastung
aus in Plastik verpackten Lebensmitteln stammt.

Weichmacher werden in großen Mengen eingesetzt. Oft stecken bis zu
60 Prozent Phthalate in Fußböden und Spielzeugen. Sie machen Produkte
flexibel und biegsam, unzerbrechlich oder sorgen für ein »gutes Hautgefühl«
in Kosmetika. EU-Grenzwerte verbieten den Einsatz von Weichmachern
zwar in Verpackungen von Lebensmitteln, Spielsachen und Pflegeprodukten. Die Belastung der Bevölkerung sei seitdem jedoch nicht wesentlich
gesunken, so das Umweltbundesamt. Das könne an der hohen Importrate
aus China liegen, denn dort gelten solche Grenzwerte nicht.

So wirken Schadstoffe

Schwangere Frauen und kleine Kinder, besonders Jungen, sind gefährdet.
Weichmacher wirken am intensivsten auf den Embryo im Mutterleib. Die
Entwicklung und Reifung der Organe ist aber auch in der Phase bis zur
Pubertät störanfälliger als beim Erwachsenen. Tierversuche ergaben, dass
eine Phthalat-Belastung in der Schwangerschaft zu einer Hemmung des
männlichen Hormons Testosteron um bis zu 80 Prozent führen kann und
die Spermienqualität deutlich abnimmt. Diese Entwicklung hat man in den
letzten Jahrzehnten bei deutschen Männern festgestellt.

Schadstoffe vermeiden

Wer frisch kocht, nimmt weniger Schadstoffe zu sich. Denn je weniger ein
Produkt verarbeitet ist, umso weniger ist es verpackt (und umso weniger
Zusatzstoffe enthält es). Fertiggerichte und Fast Food enthalten die meis-
ten Schadstoffe, auch in Süßigkeiten wurde eine hohe Belastung gemessen.
Verantwortlich dafür sind Verpackungen, aber auch die Zubereitung. Ein
in Plastik verpacktes Gericht, das in der Kunststoffschale erhitzt wird, ent-
hält größere Mengen an Weichmachern. Saisonal und regional bezogene
Lebensmittel ohne Verpackung sind deutlich weniger belastet.

Mikroplastik: Die versteckte Gefahr

140 Millionen Tonnen Plastik schwimmen bereits in den Weltmeeren. Jedes Jahr kommen acht bis zehn Millionen dazu. Wir sehen jedoch nur die Kunststoffe, die auf der Oberfläche treiben oder an den Strand gespült werden. Doch ein Großteil des Plastikabfalls liegt unsichtbar auf dem Meeresboden – oder ist als Mikroplastik so klein, dass wir ihn mit bloßem Auge nicht erkennen können.

Als Mikroplastik bezeichnet man Kunststoffteilchen, die kleiner als fünf Millimeter sind. Für Kosmetika werden meist Partikel mit einer Größe von einem Millimeter oder kleiner verwendet. Man unterscheidet zwischen primärem und sekundärem Mikroplastik.

Primäres Mikroplastik

Primäres Mikroplastik wird industriell hergestellt und verwendet, etwa als Granulat in der Kosmetikindustrie. In die Meere gelangt es, wenn Schiffe einen Teil ihrer Ladung verlieren – oder über den Umweg als »verarbeitetes Endprodukt«.

Forscher des 5 Gyres Institute in Los Angeles veröffentlichten, dass ein handelsübliches Gesichtspeeling bis zu 330.000 Plastikpartikel enthalten kann. Das bedeute, so die Forscher, dass die US-Amerikaner täglich acht Milliarden Plastikkügelchen in den Abfluss spülen. Das Problem öffentlich zu machen zeigte Wirkung. Die USA haben Ende 2015 den Verkauf und die Herstellung von Produkten, die Mikroplastik enthalten, verboten. Kanada, die Niederlande und Neuseeland kündigten ebenfalls ein Verbot an.

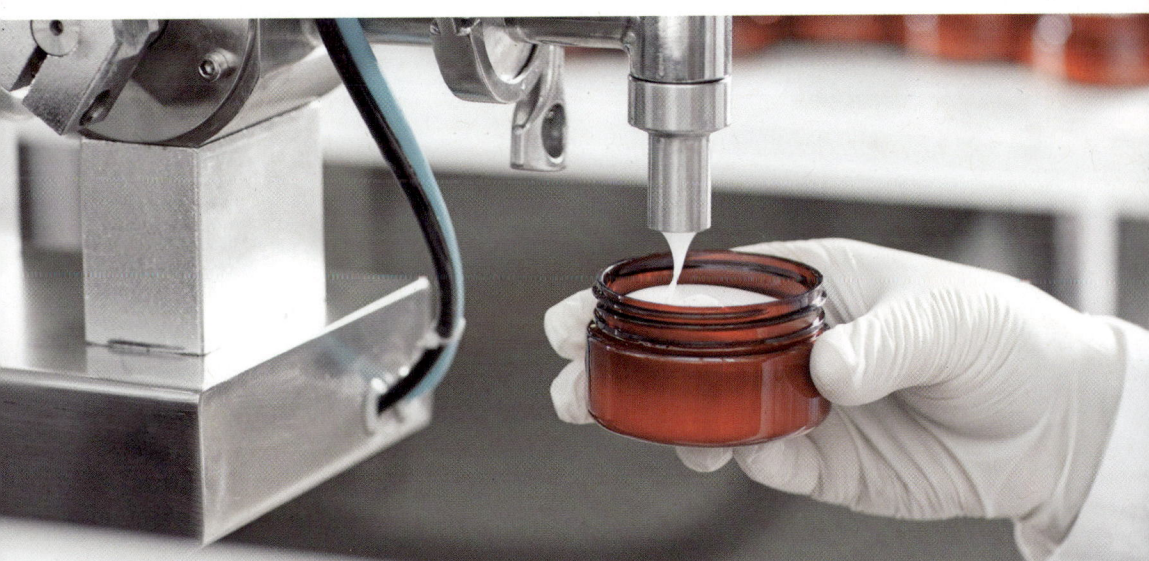

Das Umweltbundesamt (UBA) warnt zwar vor den Gefahren durch Mikroplastik, tut aber konkret nichts, um es aus dem Verkehr zu ziehen. Das Gutachten »Quellen für Mikroplastik mit Relevanz für den Meeresschutz« führt folgende Zahlen zur Verwendung von Mikrokunststoffen in Produkten auf dem deutschen Markt auf:

Produkt	Menge
Kosmetika	500 Tonnen
Wasch-/Reinigungsmittel	< 100 Tonnen
Kunststoffwachse	100.000 Tonnen

Sekundäres Mikroplastik

Sekundäres Mikroplastik beschreibt kleine Plastikteilchen, die aus dem Zerfall größerer Kunststoffprodukte resultieren. Wenn die Plastiktüte im Meer durch Wellengang, Salzwasser und Sonne zerfällt, entsteht sekundäres Mikroplastik. Dazu zählen jedoch auch Fasern, die aus Kleidungsstücken ausgewaschen werden und im Abwasser landen. Im Einzelnen sehen die Mengen beim sekundären Mikroplastik wie folgt aus (Quelle: UBA):

Produkt	Menge Deutschland	Menge Europa
Zerfall von Kunststoffabfällen	unbekannt	bis 5,7 Mio. Tonnen
Reifenabrieb	bis 111.000 Tonnen	bis 693.000 Tonnen
Synthetikfasern	80 – 400 Tonnen	500 – 2.500 Tonnen

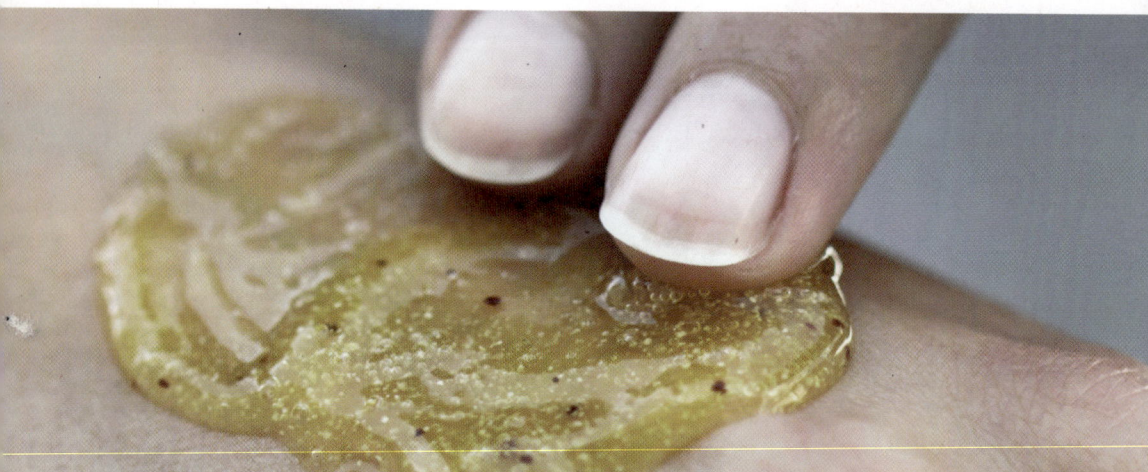

IM GESPRÄCH MIT
Nadja Ziebarth, Meeresschutzreferentin, BUND

Über Kosmetika landet Mikroplastik im Abfluss, aber es gibt deutlich wichtigere Quellen von Mikroplastik. Welchem Problem sollten wir uns zuerst widmen?

Kosmetik ist zwar nicht die Haupteintragsquelle von Mikroplastik in Gewässer, aber sie ist eine Quelle, die wir ganz klar identifizieren und daher eliminieren können. Letztlich ist jedes Plastik ein Problem, denn in der Umwelt werden auch große Teile irgendwann zu Mikroplastik, weil Wasser und Sonne Kunststoffe porös machen und sie irgendwann zerfallen. Reifenabrieb könnte aus dem Wasser gefiltert werden, wenn er in den Klärwerken landen würde.

Aber auch aus Synthetikkleidung wird Mikroplastik ausgewaschen. Dazu zählen alle Fasern, auch die, die dicht gewebt sind. In Bekleidung aus Kunstfasern werden häufig Füllmittel verwendet, die ausgespült werden können. Bei der ersten Wäsche gehen am meisten Fasern verloren. Eine Verpflichtung der Hersteller, die Produkte vor der Auslieferung zu waschen, könnte helfen. Die Betriebe müssten dann mit entsprechenden Filteranlagen ausgestattet werden.

Kann man noch ruhigen Gewissens Synthetik tragen?

Jein. Jedes Kleidungsstück verliert mehrere hundert Fasern pro Waschgang – Naturfaser, aber auch Kunstfaser. Große Teile davon landen im Flusensieb, vieles rutscht aber durch und landet im Abwasser. Und wenn es in der Kläranlage nicht gefiltert wird, gelangt es in Deutschland häufig noch auf den Acker. Ich würde dafür plädieren, die Filter in den Kläranlagen zu verbessern.

Gibt es eine Kennzeichnungspflicht für Mikroplastik in Kosmetikprodukten?

Nein, es gibt keine Kennzeichnungspflicht. Es gibt nur eine gesetzliche Verpflichtung, alle Inhaltsstoffe anzugeben. Wir vom BUND haben einen Einkaufsratgeber erstellt, der Produkte auflistet, die Mikroplastik enthalten. Damit leisten wir eine Art Übersetzungsarbeit, denn der Verbraucher kennt sich mit den Fachbegriffen häufig nicht aus. Wir lesen die Verpackung und verstehen, was dort steht. Bei manchen Produkten im Drogeriesortiment, z. B. Lippenstift, gibt es aber gar kein Etikett. Da muss der Laden die Liste mit Inhaltsstoffen vorhalten und auf Nachfrage aushändigen.

Warum verwenden Hersteller von Kosmetik überhaupt Plastik für ihre Produkte?

Mikroplastik ist ein praktischer Stoff, mit dem man viel machen kann. Der BUND hat sich zuerst diejenigen Partikel angeschaut, die man mit dem bloßen Auge noch erkennen kann. Diese kommen als Peelingkörper zum Einsatz. Der größere Teil ist aber der, den wir gar nicht sehen. Das sind Kunststoffe, die als Bindemittel und Filmbildner fungieren. Sie werden deshalb verwendet, weil sie preiswert und in der chemischen Reaktion stabil sind.

Wie ist die Belastung von Fisch und Meeresfrüchten mit Mikroplastik?

Tiere fressen Plastik, und wir wissen, dass größere Mikroplastikpartikel wieder ausgeschieden werden. Das Problem ist, dass an diesen Plastikteilchen Schadstoffe aus der Umgebung anhaften. Die Frage, die sich stellt, ist: Was passiert mit den Schadstoffen im Körper der Tiere? Feinere Teile können in die Zellen wandern, was bei Muscheln schon zu Geschwüren geführt hat. Essen wir, wie bei Muscheln, das gesamte Tier, gelangen diese Stoffe unweigerlich in unseren Körper. Fisch essen wir ohne Magen und Darm. Es kann aber sein, dass die Schadstoffe auch ins Fleisch wandern und über diesen Weg auf unserem Teller landen.

Was fordern Sie von der Politik im Bezug auf Mikroplastik?

Vor allem fordern wir ein Verbot von Mikroplastik in Kosmetik. Als unser Einkaufsratgeber 2014 durch die sozialen Medien ging, haben die Hersteller reagiert und gesagt, sie steigen bis 2016 aus und verbannen Mikroplastik aus ihren Produkten – alles auf freiwilliger Basis. Codecheck hat 2016 für uns herausgefunden, dass es kaum Verbesserungen gab. Jetzt ist die Rede vom Jahr 2020. Wir fordern eine EU-weite gesetzliche Regelung zum Mikroplastik.

Mikroplastik erkennen

Den BUND-Einkaufsratgeber gibt es seit 2013. Er umfasst derzeit 750 Produkte, Tendenz steigend. Das bedeutet, dass Hersteller von Kosmetikartikeln verstärkt Kunststoffe verwenden. Bei der Pflege der Liste setzt der BUND auf die Mithilfe der Verbraucher. Wer Plastik in einem Produkt entdeckt, kann Meldung erstatten.

Der öffentliche Druck zeigte bereits Wirkung. Der Medienrummel, den es um den Mikroplastikanteil in Zahncremes gab, hat dazu geführt, dass die Hersteller Plastikteilchen aus ihren Produkten verbannt haben.

Dennoch ist der Umfang der Produkte auf der Liste gewaltig. Zu finden sind darin alle großen Hersteller von Kosmetik- und Pflegeprodukten; unter den Artikeln finden sich auch solche, die gar nicht flüssig sind, z. B. Gesichtspuder und Lidschatten. Der größte Anteil entfällt jedoch auf Duschgels.

Die Inhaltsstoffe müssen dabei auf der Verpackung angegeben werden oder im Geschäft einsehbar sein. Ob ausgeschrieben oder als Abkürzung, ist dabei egal.

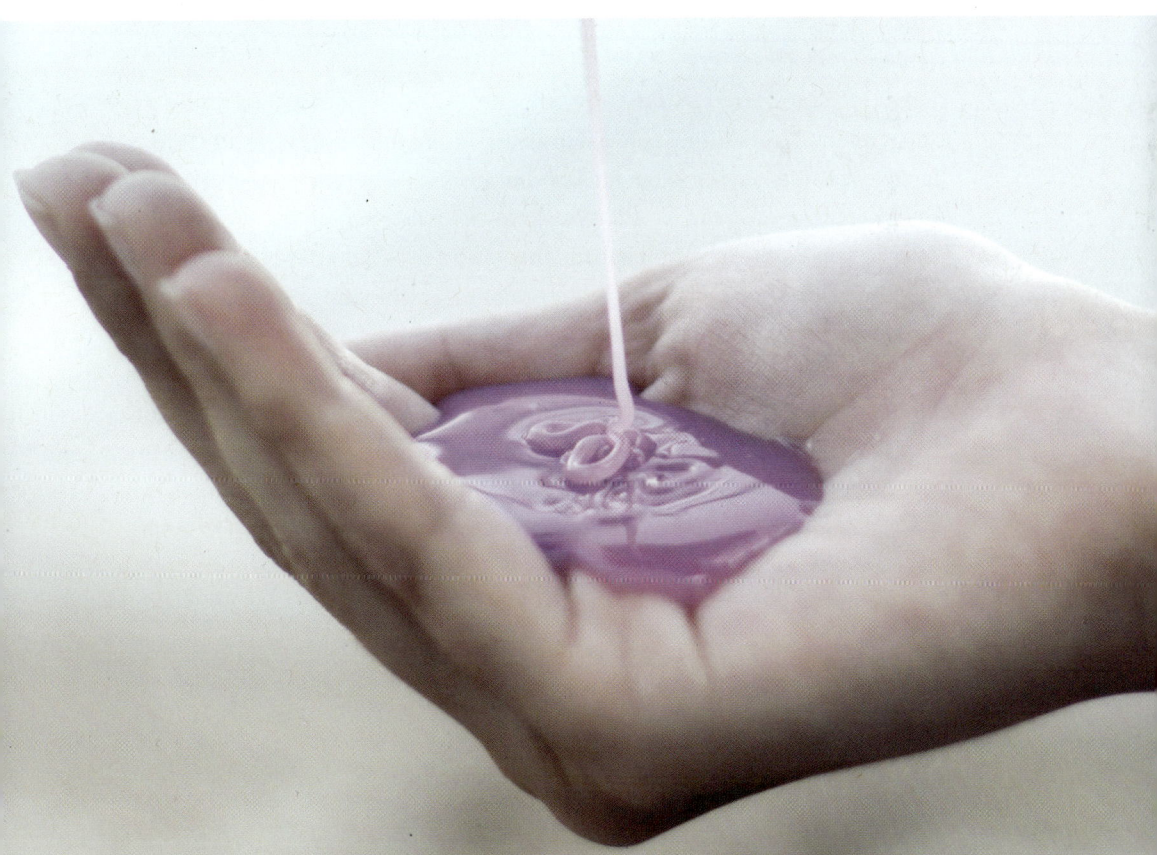

Ein Überblick über die gängigsten Abkürzungen von Mikroplastik hilft, die Inhaltsangaben zu entschlüsseln (Quelle: BUND):

Kunststoff	Abkürzung
Polyethylen	PE
Polypropylen	PP
Polyethylenterephthalat	PET
Nylon-12	Nylon-12
Nylon-6	Nylon-6
Polyurethan	PUR
Acrylates Copolymer	AC
Acrylates Crosspolymer	ACS
Polyacrylat	PA
Polymethylmethacrylat	PMMA
Polystyren	PS

Auf meinem Blog unter ⓘ **www.besser-leben-ohne-plastik.de** finden Sie in der Rubrik »Nützliche Links« den Einkaufsratgeber des BUND.

Weitere synthetische Inhaltsstoffe, die häufig in Kosmetikprodukten verwendet werden, sind Siloxane, Dimethiconol, Methicone und Silsesquioxane. Dabei handelt es sich um Silikone und Silikonöle. Siloxane kommen in Kosmetika und Shampoo zum Einsatz, aber auch bei der Herstellung von Silikonprodukten wie Brustimplantaten, Saugern für Babys und Backformen. Sie stehen unter Verdacht, Erkrankungen der Organe hervorrufen zu können und hormonelle Wirkung zu entfalten. Das Umweltbundesamt Österreich nahm eine umfassende Einschätzung von Siloxanen vor, einsehbar auf: ⓘ **www.umweltbundesamt.at**, Suchbegriff Siloxane.

Bioplastik: Keine Lösung des Problems

Kunststoffe auf pflanzlicher Basis gelten als innovativ und liegen im Trend. Es gibt mittlerweile Dosen aus Maisfasern und Bambus oder Folien und Tüten aus Zellulose oder Milchsäure. Sogar Kaffeesatz kann zu Bioplastik verarbeitet werden: Erfinder haben daraus Schüsseln und Kaffeetassen gemacht. Bioplastik ist grundsätzlich ein guter Ansatz. Es wird unser »Plastikproblem« jedoch nicht lösen. Denn wir können unseren Bedarf an Kunststoffen nicht über pflanzliche Materialien decken. Gegen eine gesunde Mischung ist jedoch nichts einzuwenden. Doch Vorsicht: Tappen Sie bei diesen vermeintlich umweltfreundlichen Biolösungen nicht in die Müllfalle.

Brotzeitboxen aus Bioplastik

Der größte Vorteil dieser Dosen ist das Gewicht. Sie sind äußerst leicht und deshalb der Plastikbox am ähnlichsten. Allerdings sind sie nicht so belastbar wie ihre Verwandten aus Polyethylen. Eine Dose aus Pflanzenfasern kann zerbrechen, wenn sie auf den Boden fällt. Edelstahl ist auch leicht, deutlich robuster und damit eine gute Alternative.

Biomüllbeutel aus Maisstärke

Geben Sie nicht unnötig Geld für diese Beutel aus, denn es genügt, Küchenabfälle in Zeitungspapier zu wickeln. In der Kompostieranlage werden die Beutel nämlich aussortiert und landen in der Müllverbrennung. Der Grund: Die Anlagen unterscheiden nicht zwischen erdölbasiertem und pflanzlichem Kunststoff. Deshalb wird vorsorglich alles, was nach Plastik aussieht, aussortiert und entsorgt. Zudem zerfallen Biomüllbeutel nicht schnell genug.

Partygeschirr aus Holz und Blättern

Es ist gut, dass Tüftler nach nachhaltigen Alternativen zu Wegwerfprodukten suchen. Doch manche Innovationen sollten kritisch betrachtet werden. Einweggeschirr aus Holzresten oder Blättern beispielsweise ist eine Ökosünde, denn nach der Party gehen sie denselben Weg wie Plastikgeschirr. Sie landen im Müll. Die ökologisch korrekte Variante ist immer Mehrweg! Deshalb lieber zu Tellern aus Porzellan greifen.

PLASTIKMÜLL IM MEER

80 % des Plastikmülls gelangen vom Land, z. B. über Flüsse, ins Meer, u. a. aus folgenden Gründen:

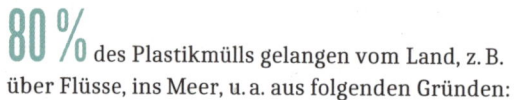

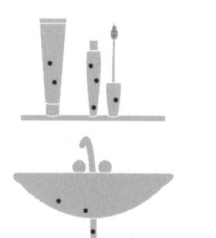

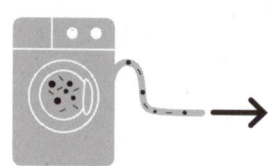

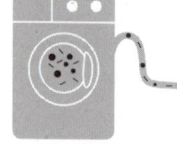

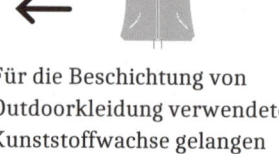

Der Abrieb von Reifen auf Asphalt wird in Deutschland auf über 100.000 Tonnen Mikroplastik pro Jahr geschätzt.

In Deutschland werden pro Jahr ca. 500 Tonnen Mikropartikel aus Polyethylen in Kosmetikprodukten verwendet.

Ca. 400 Tonnen Chemiefasern, z. B. aus Polyester und Fleece, werden durch Waschen gelöst und fließen ins Abwasser.

Für die Beschichtung von Outdoorkleidung verwendete Kunststoffwachse gelangen durch Abrieb und Regen in die Umwelt.

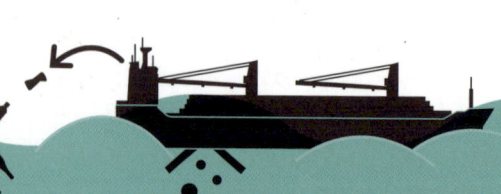

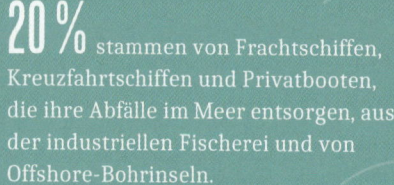

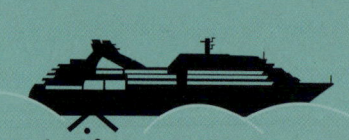

20 % stammen von Frachtschiffen, Kreuzfahrtschiffen und Privatbooten, die ihre Abfälle im Meer entsorgen, aus der industriellen Fischerei und von Offshore-Bohrinseln.

TÖDLICHE GEFAHR

100.000 Meeresbewohner sterben jedes Jahr durch Müll in unseren Ozeanen.

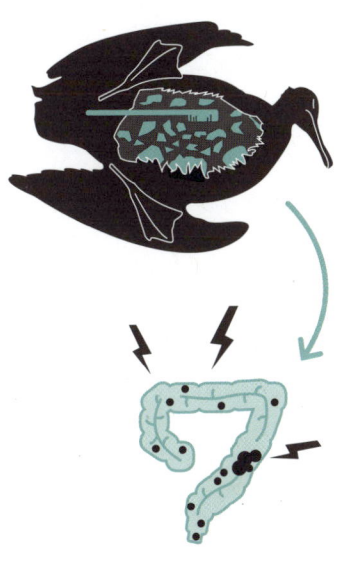

Gefressene Kunststofffragmente verletzen Speiseröhre, Magen- und Darmwand. Das Plastik kann nicht verdaut werden, und die Tiere verhungern bei vollem Magen, weil sie keine weitere Nahrung mehr aufnehmen können.

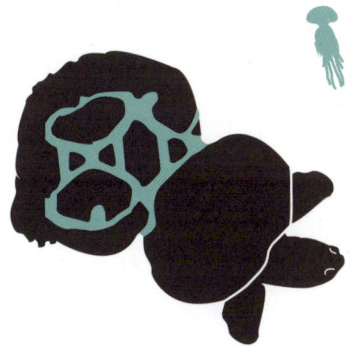

Viele Meeresschildkröten sterben, weil sie sich in Plastikmüll verheddern oder Plastiktüten mit ihrer Hauptnahrungsquelle, den Quallen, verwechseln.

705.000 Tonnen Fischernetze treiben führerlos in unseren Weltmeeren.

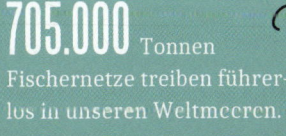

»Geisternetze« sind für den Rückgang des Bestandes an Tiefseehaien im Nordatlantik verantwortlich.

Mittlerweile gibt es sechsmal mehr Plastik als Plankton im Meer, das von Fischen und Muscheln gefressen wird.

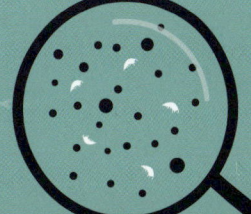

Quellen: Bundesministerium für Bildung und Forschung, Umweltbundesamt Infografik: Esther Gonstalla

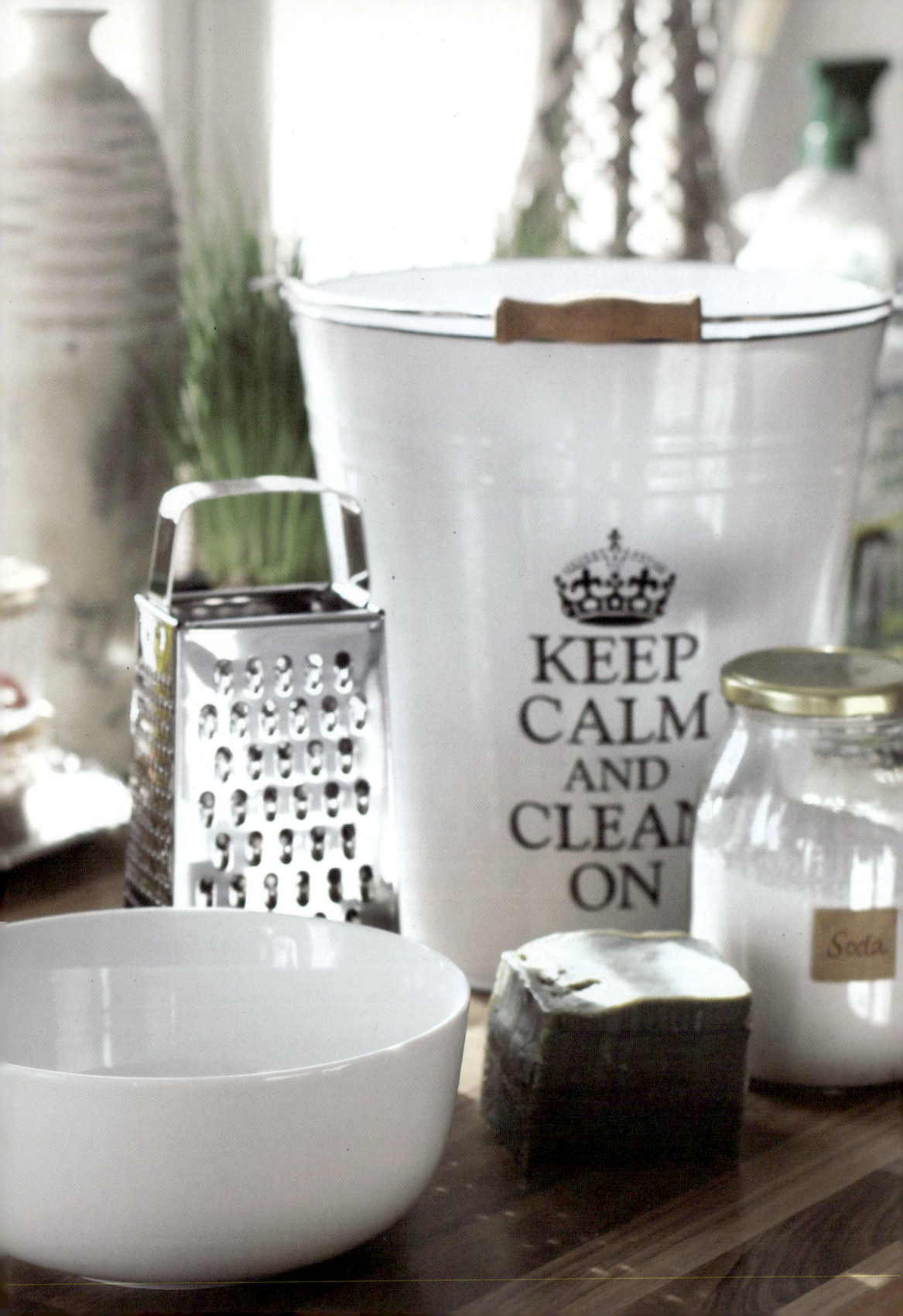

DER EINSTIEG

Eine große Portion Tatendrang und viel Lust auf Neues – das sind die wichtigsten Zutaten für den Einstieg. Es wird nicht von heute auf morgen gehen: Mit lange eingeübten Gewohnheiten zu brechen dauert seine Zeit, insofern ist eine Prise Willensstärke, gewürzt mit etwas Durchhaltevermögen, sicher auch hilfreich. Aber ist der Anfang erst gemacht, geht bald vieles von allein. Packen Sie's also an!

Anfangen statt aufschieben

Ist Plastiksparen nicht furchtbar aufwendig? Bringe ich das im Alltag zeitlich unter? Und kann ich mir das überhaupt leisten? Seien Sie beruhigt: Sie müssen nicht alles von Anfang an perfekt machen, und in den finanziellen Ruin werden Sie sicher auch nicht getrieben. Gefragt ist eine andere Einstellung, und die bekommt man leichter als gedacht – ungeahnte Freiheiten gibt's gratis dazu.

»Plastikfrei leben ist etwas für Besserverdiener«

Diesem Vorurteil begegne ich sehr häufig. Dazu kann ich aus eigener Erfahrung sagen: »Stimmt nicht!« Man spart viel Geld, wenn man die gewohnten »Plastikkäufe« einfach weglässt. Wappnen Sie sich mit einem Einkaufszettel, und halten Sie sich daran. Sie müssen auch gar nicht *woanders* einkaufen, sondern *etwas anderes* – und das geht (zumeist) auch in Ihrem Lieblingsmarkt. Auf den Preisschildern finden Sie die Angaben pro Liter oder Kilogramm. Sie werden staunen, wie günstig die Glasalternative oft ist.

Der innere Schweinehund

Es ist möglich, dass Sie am Anfang auf Schwierigkeiten stoßen, wenn es darum geht, Ersatz für manche Produkte zu finden. Zunächst kann es sich wirklich wie Verzicht anfühlen, wenn es auf einmal keine industriell gefertigten Chips mehr gibt. Sie werden jedoch schnell merken, dass Sie wunderbar »ohne« auskommen. Das gilt übrigens nicht nur für den Gelegenheitskauf, etwa von Knabberzeug, sondern auch für Käufe, die man sich fest vorgenommen hat. Wer für den Abend Gurkensalat geplant hat, die Gurke aber just an diesem Tag nur in Plastik bekommt, denkt einfach um – und greift zu Gemüse, das unverpackt angeboten wird.

Sie kaufen, was Sie brauchen

Abgepackten Käse gibt es in der Regel nur in 100- und 200-Gramm-Packungen. Bei der Wurst sieht es ähnlich aus. Verpackte Lebensmittel muss man so kaufen, wie sie angeboten werden, während man an der Frischetheke nur kauft, was man braucht! Das wirkt einerseits befreiend, andererseits führt es dazu, dass weniger Lebensmittel weggeworfen werden. Ein weiterer Vorteil: Frische Ware muss nicht behandelt werden, um lange frisch auszusehen. Ohne Zugabe verschiedener Zusatzstoffe würde abgepacktes Fleisch nämlich schnell grau werden.

Als idealer Einstieg: Plastikfasten

Plastikfasten kann der Beginn eines plastikreduzierten Lebens sein. Denn gerade in der Fastenzeit sind viele Menschen eher dazu bereit, »anders leben« auszuprobieren und mit weniger auszukommen. Und wer es schafft, 40 Tage so wenig Plastik wie möglich anzusammeln, hat die wichtigsten Hürden schon genommen. Bereits nach drei Wochen funktioniert die neue Art, Lebensmittel einzukaufen, wie von selbst.

Liste schreiben

Erstellen Sie vor Beginn der Fastenzeit eine Liste mit Dingen, die Sie gerne umsetzen möchten. Setzen Sie auch Lebensmittel darauf, für die Sie sich Alternativen ohne Plastik wünschen. So verlieren Sie nicht den Überblick.

Markt checken

Gehen Sie dorthin, wo Sie immer einkaufen, und halten Sie nach Produkten ohne Plastik Ausschau, damit Sie wissen, ob das auch in Zukunft »Ihr« Einkaufsmarkt sein wird. Die Erfahrung hat gezeigt, dass etwa drei Einkaufsstationen erforderlich sind, um alles Nötige zu bekommen. Der Besuch im Drogeriemarkt muss aber sicher nicht jede Woche sein.

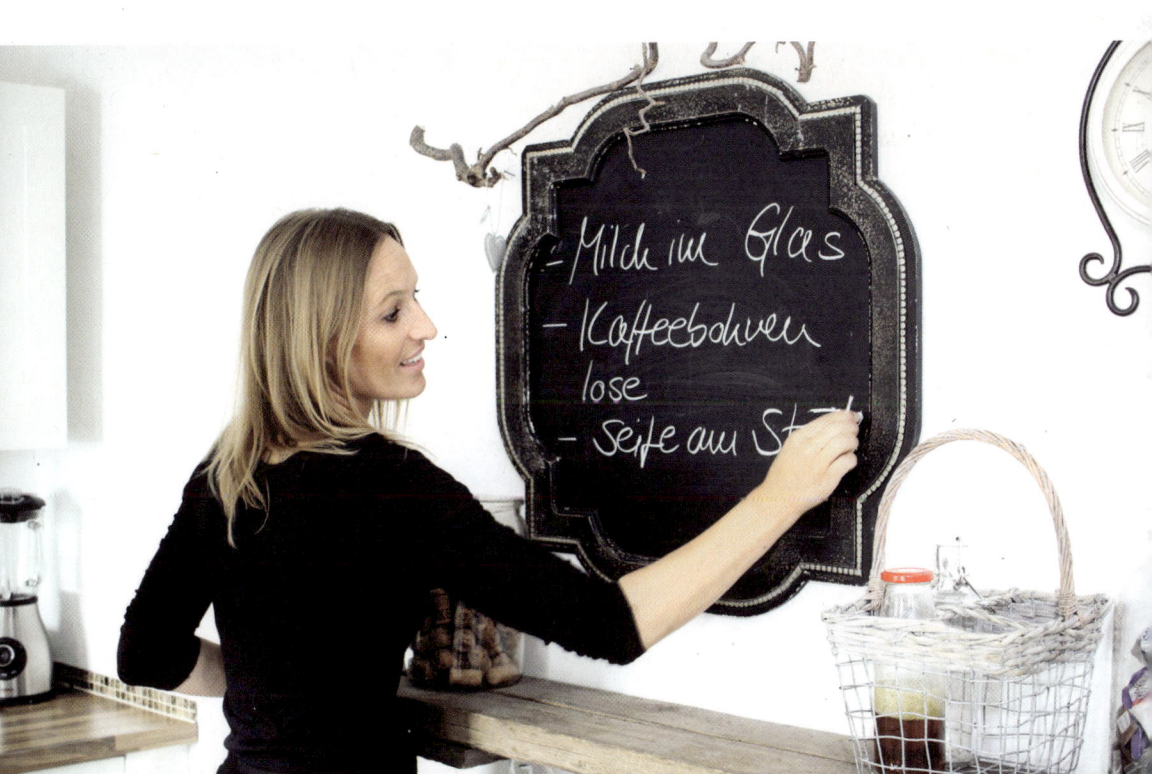

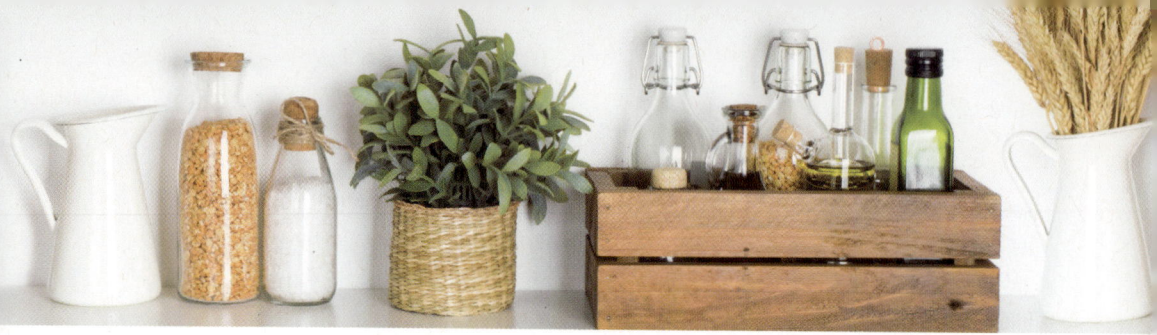

Verpackungen vermeiden

Versuchen Sie alles, was Sie an Lebensmitteln einkaufen, gänzlich ohne oder für den Anfang zumindest ohne Plastikverpackungen zu bekommen. Kaufen Sie ganz gezielt nichts, was eine Kunststoffverpackung hat. Obst und Gemüse gibt es lose, an die Fleisch- und Käsetheke bringen Sie eigene Behälter mit. Gewohntes in Plastik fällt weg. Sie werden schnell merken, dass Sie vieles gar nicht vermissen.

Do it yourself

Planen Sie einen Tag, um ein paar Tipps aus diesem Buch umzusetzen. Vielleicht mit Ihren Kindern oder einer Freundin. Stellen Sie Waschmittel, einen Reiniger und ein Deo her. Sie werden feststellen, dass der Aufwand deutlich geringer ist als befürchtet. Die Freude über ein selbst gemachtes Waschmittel übersteigt den Aufwand für das Selbermachen.

Werbung abschaffen

Erledigen Sie das gleich während der Fastenzeit mit, dann haben Sie es vom Tisch. Schreiben Sie Versandhändler an, und tragen Sie sich in die Robinsonliste ein, um keine unerwünschte Werbung mehr zu erhalten. Ein Aufkleber auf dem Briefkasten schützt vor Wurfsendungen und spart Unmengen an Papier. Ein vorgefertigtes Schreiben zum Download finden Sie auf ⓘ **www.besser-leben-ohne-plastik.de**.

Onlinekäufe meiden

Bestellen Sie einfach weniger im Internet. Wenn Sie dringend etwas brauchen, suchen Sie nach Gebrauchtem oder kaufen Sie vor Ort. Das schont die Umwelt, ist nachhaltig, spart Verpackungen, und »buy local« hält dazu Ihr Viertel, Ihr Dorf lebendig. Vielleicht erkennen Sie, dass Sie auch mit viel weniger »Zeug« auskommen!

Auch mal aussteigen: Urlaub vom Plastiksparen

Der plastikfreie Einkauf funktioniert in der gewohnten Umgebung irgendwann von allein. Auch Waschen und Putzen mit selbst gemachten Mitteln werden nach einiger Zeit alltäglich. Doch unterwegs, weit weg von zu Hause, tappt man hin und wieder in die Plastikfalle – meist aus Mangel an Alternativen. Nehmen Sie es nicht so schwer, und zelebrieren Sie die Pause vom Plastiksparen.

Gönnen Sie sich zwischendurch ruhig eine Auszeit. Nicht, weil ein Leben ohne Plastik irgendwann dazu führt, dass man Heißhunger auf Plastikprodukte bekommt, sondern weil es manchmal einfach nicht anders geht. Familie Schubert drückt beispielsweise im Urlaub ein Auge zu.

Plastik einsparen

Wo es geht, verzichten wir natürlich auch in den Ferien auf Plastik. So habe ich immer genügend Taschen dabei, um Einkäufe zu verstauen. Eis gibt's auch an der Strandpromenade nur in der Waffel und nicht im Becher; Snacks werden vor dem Ausflug in die eigene Dose gepackt, und Portionsmarmelade am Frühstücksbuffet lassen wir links liegen.

Plastik kaufen

Doch ich kann und möchte meinen Jahresurlaub nicht damit verbringen, Alternativen zu in Plastik verpackten Lebensmitteln zu suchen. Zumal es mancherorts noch nicht einmal Wasser in Glasflaschen gibt, von der Milch im Glas ganz zu schweigen. Also werden hier Ausnahmen gemacht. Die Kinder freuen sich, denn im Urlaub dürfen sie sich auch mal Chips aussuchen oder Kekse aus der Plastikverpackung naschen. Ein Zugeständnis, das ich gerne mache und das sie sensibilisiert.

Vergessen Sie nicht, sich ein Stück Natur- oder Kernseife einzupacken! Sie ist ein echter Allrounder und wird Ihnen im Urlaub gute Dienste leisten. Ein Stück davon in einen Krug mit Wasser gelegt, kann als Waschmittel verwendet werden. Flecken auf der Kleidung werden direkt damit behandelt, und über den nassen Spüllappen gerieben, dient sie als Geschirrspülmittel. Kleine Wunden lassen sich mit ihr ebenfalls auswaschen und desinfizieren.

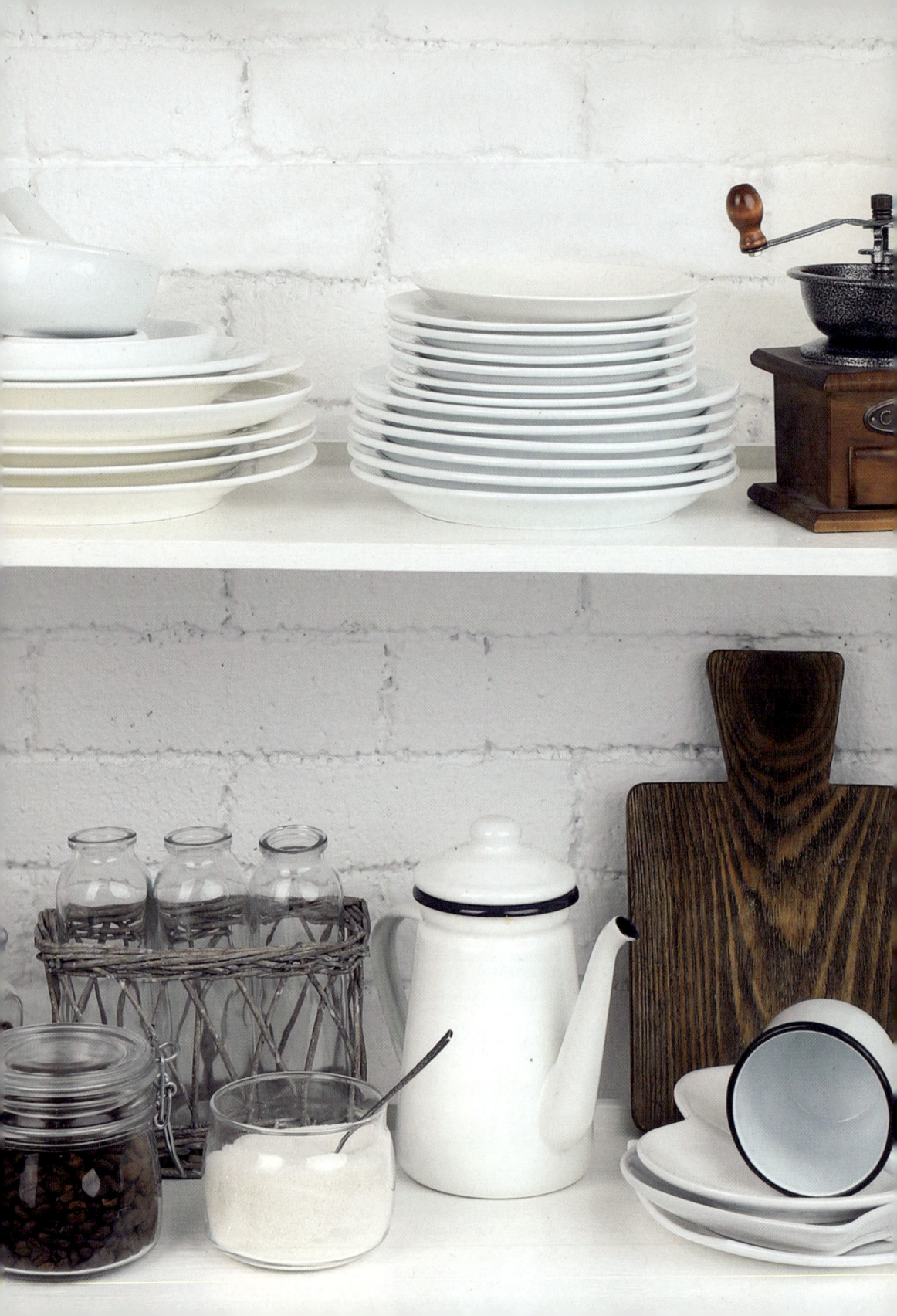

PLASTIKFREI VON A BIS Z

Plastik begegnet uns täglich und überall. Das schafft schier endlose Möglichkeiten, Alternativen zu entwickeln oder sich im Plastikeinsparen zu üben. Was Sie dazu gewiss nicht brauchen, ist ein Masterplan. Die folgenden Tipps zeigen Ihnen, wo wir Kunststoffe ganz leicht vermeiden können.

Arzneimittel

Tabletten sind immer sehr aufwendig verpackt, zuerst in Plastik und dann meist noch in Karton. Was viele nicht wissen: Einige Medikamente bekommt man auch als Saft in Glasflaschen. Das spart Plastikmüll. Wer schwer krank und/oder auf spezielle Medikamente angewiesen ist, hat aber wohl keine andere Wahl.

Backpapier

Ersetzen Sie das mit Kunststoff beschichtete Backpapier einfach durch Butter und Mehl. Zum Plätzchenbacken hat sich eine Schicht aus Bienenwachs auf dem Backblech bewährt. Das kalte Blech einfach mit Wachs einreiben. Die Schicht übersteht die Weihnachtsbäckerei ohne Spülgänge.

Clipverschlüsse

Fast jeder hat sie im Haus, die Verschlüsse für angebrochene Lebensmittel in Verpackungen aus Papier oder Kunststoff. Guter Ersatz sind Wäscheklammern aus Holz, die den gleichen Zweck erfüllen. Immer wichtig: keine hektischen Wegwerfaktionen starten. Nutzen Sie die Clips, die Sie schon zu Hause haben, weiter.

Dosen

Konserven sind innen häufig mit einer weißen Kunststoffbeschichtung versehen, die vor dem Kauf nicht zu sehen ist. Doch vieles, was es in Dosen gibt, kann man auch im Glas kaufen. Beispiele: Sauerkraut, Linsen, Mais und sogar Tiernahrung (wobei Hunde- und Katzenfutterdosen häufig unbeschichtet sind).

Eisbecher

Im Sommer entstehen Unmengen an Plastikmüll rund um die Eisdielen. Beschichtete Pappbecher, die nach dem Eisgenuss im Müll landen, oder die kleinen bunten Plastiklöffel kennen wir alle. Keinen Müll verursacht dagegen die Waffel, hier wird die »Verpackung« einfach mitgegessen.

Frischkäse

Den gibt es nur in Plastik oder auf dem Wochenmarkt beim Käsehändler. Dabei lässt er sich so einfach selbst zubereiten. Sie benötigen eine Schüssel, ein Sieb, ein Tuch und ein Glas Joghurt mit 3,5 oder 10 Prozent

Fettanteil. Hängen Sie nun das Sieb in die Schüssel, und legen Sie es mit dem Tuch aus. Joghurt ins Tuch kippen und über Nacht abtropfen lassen. Am nächsten Tag ist der Joghurt streichfähig und kann nun nach Belieben, z. B. mit Salz, Pfeffer und Schnittlauch, gewürzt werden.

Molke nicht wegkippen! Die benötigen Sie für den Badreiniger auf Seite 69.

Grablichter

Auf den Friedhöfen sammeln sich jedes Jahr viele Tonnen Plastikmüll durch abgebrannte Grablichter an. Diese gibt es jedoch auch aus Glas. Drogerieriese Müller bietet Nachfüllkerzen für das Mehrwegglas an, die in Papier verpackt sind.

Hotelseife

Wer sein eigenes Seifenstück mit auf Reisen nimmt, muss im Hotel keine Duschgelpröbchen aus Plastik ver(sch)wenden.

Isolierkannen

Formschöne und plastikfreie Isolierkannen gibt es aus verschiedenen Materialien. Der Behälter im Inneren besteht meist aus Glas. Von Alfi gibt es auch doppelwandigen Edelstahl mit einem Drehverschluss, der ebenfalls aus Edelstahl gefertigt ist. Thermoskannen und -becher sind auch aus einem Holz-Edelstahl-Mix erhältlich.

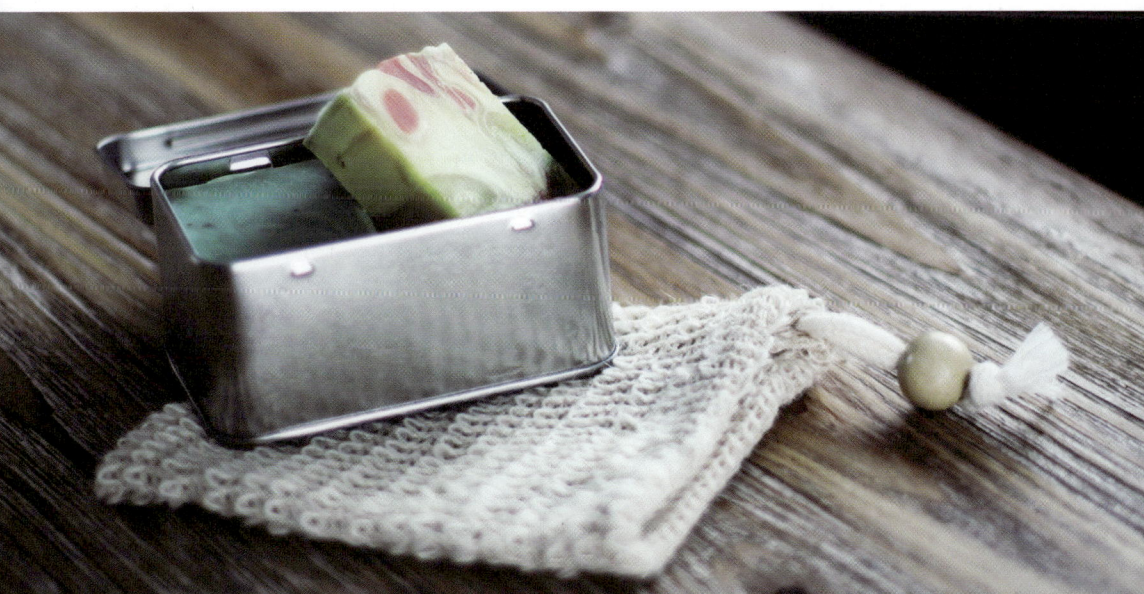

Jahrmarkt

Ein Besuch auf dem Jahrmarkt ist vor allem mit Kindern ein Erlebnis. Lassen Sie sich nicht dazu hinreißen, viel Geld an Losbuden und Schießständen auszugeben. Die Gewinne, überwiegend billige Chinaware, landen schnell im Müll. Lassen Sie Ihre Kinder lieber einmal öfter Autoscooter fahren, da bringen sie zumindest nichts Überflüssiges mit nach Hause. An manchen Süßigkeitenständen gibt es Popcorn und Nüsse in Papiertüten. Einfach danach fragen.

Klebeband

Sowohl Tesafilm als auch Paketklebeband lassen sich durch Kleberollen aus Papier ersetzen. Papierklebeband gibt es z. B. bei ⓘ **www.memo.de**.

Luftballons

Luftballons für die Deko am Kindergeburtstag kann man durch bunte Wimpelketten aus Stoff oder Papier ersetzen. Sie sind wiederverwendbar und deutlich besser zu recyceln. Wenn es doch Ballons sein sollen, achten Sie aufs Material, kaufen Sie Naturlatex- statt Polypropylenballons.

Mulchfolie

Folien fürs Früh- oder Hochbeet gibt es auch aus pflanzenbasiertem Kunststoff. Getreidemehl dient als Basis für die Mulchfolie von ⓘ **www.biogartenversand.de**. Zum Ausschlagen von Hochbeeten können Kokosmatten oder Schafwollvlies verwendet werden.

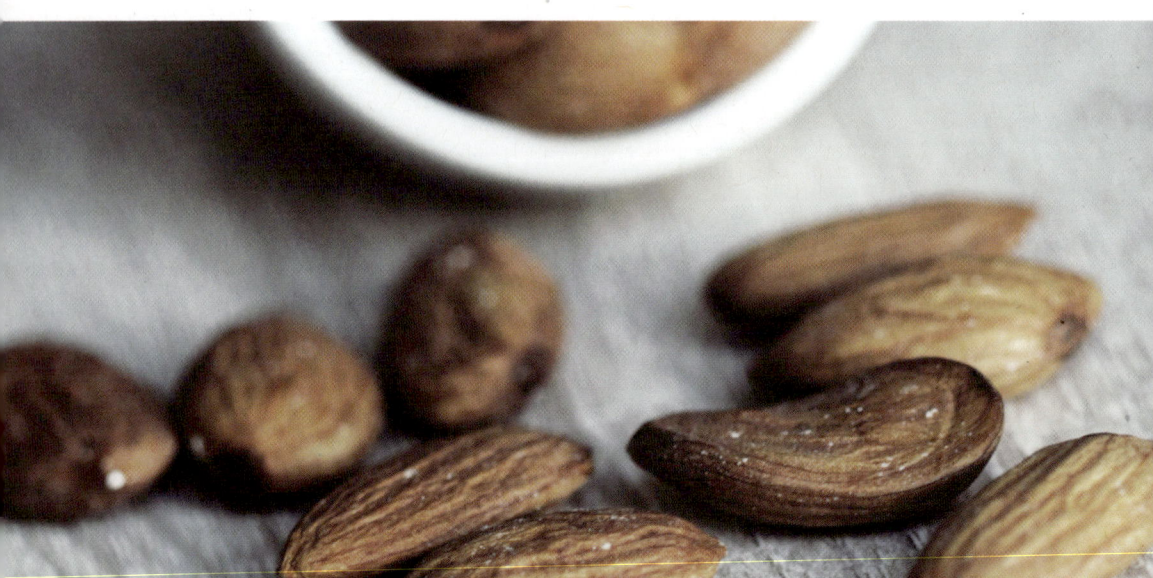

Nüsse

Haselnüsse und Mandeln sind in vielen Supermärkten lose erhältlich. Wenn Sie gemahlene Nüsse benötigen, einfach klein häckseln. Guter Ersatz beim Kuchenbacken: leicht geröstete und anschließend gemahlene Haferflocken verwenden oder Rezeptangabe für Nüsse durch Mehl ersetzen. In jedem Fall etwas Flüssigkeit hinzugeben, z. B. Pflanzenöl, Milch, Wasser oder Sahne.

Ofenanzünder

Es gibt Holzanzünder auf Bienenwachsbasis in Bioqualität. Einige Händler bieten sie in großen Kartons oder Papiertüten zu günstigen Preisen an, etwa ⓘ **www.luftentfeuchter-team.de** oder ⓘ **www.avocadostore.de**. Außerdem eignen sich Reste vom Stiftespitzen gut zum Anzünden.

Polyesterkleidung

Setzen Sie auf Naturfasern, und achten Sie auf das Bio- und Fairtrade-Siegel. Ein Blick auf den Preis lohnt sich. Oft ist die Bioware nicht wesentlich teurer, dafür aber hochwertiger.

Quark

Ich ersetze Quark durch »abgetropften Joghurt« (siehe Frischkäse). Vor allem für Dips und als Ersatz für Kräuterquark zu Kartoffeln ist das wirklich ein guter Ersatz – und fürs Kuchenbacken ist er auch geeignet. Am Käsestand auf dem Wochenmarkt kann man sich Quark oft ins eigene Glas füllen lassen. Auch manche Naturkostläden haben ihn lose im Sortiment. Seit März 2017 gibt es Quark im Pfandglas von Schrozberger. Zum Selbermachen: 1 Liter Milch 2 Stunden bei 100 Grad in einer Backofenform aus Glas mit Deckel erhitzen und dann im noch warmen Ofen stocken lassen. Nach etwa 1 Tag abseihen.

Regenbekleidung

Buddelhosen und Matschbekleidung gibt es auch aus Biobaumwolle, die mit mineralölfreiem Wachs beschichtet ist. Auch Regenmäntel müssen nicht aus Polyurethan sein. Mäntel aus dicht verfilzter Schurwolle schützen vor rauem Wetter, es gibt aber auch Regenmäntel aus beschichteter Baumwolle für Erwachsene. ⓘ **www.boden.de** ⓘ **www.hessnatur.de**

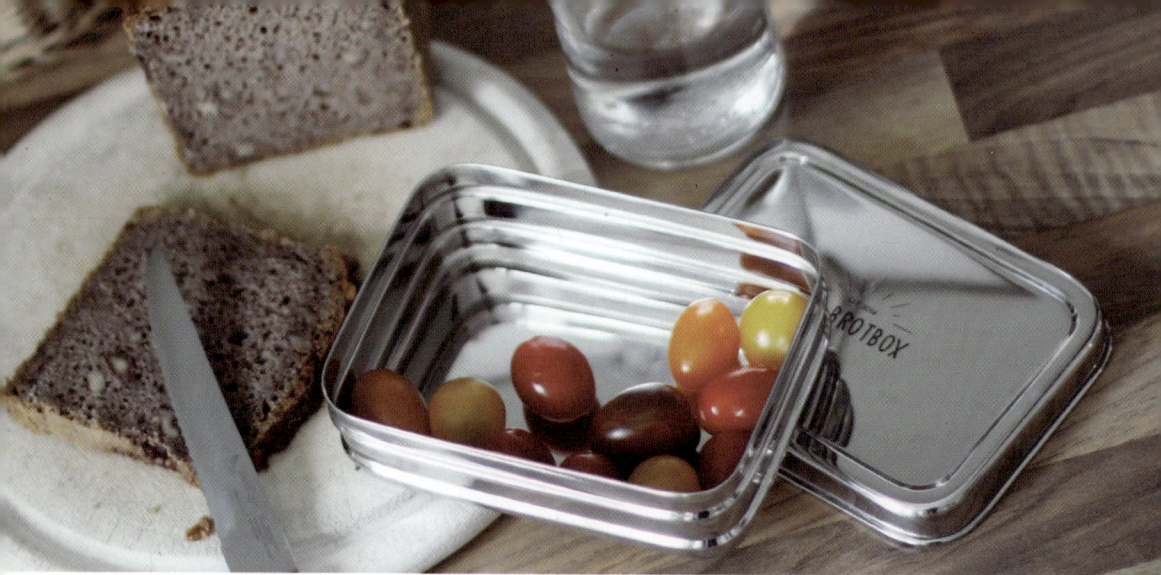

Sahnesteif

Sahne wird auch ohne Tütchenpulver fest. Wenn sie gut gekühlt ist, einfach mit dem Rührgerät aufschlagen. Funktioniert auch: Pro 250 ml Sahne 1 TL Puderzucker und 1 TL Maisstärke mischen und während des Schlagens in die Sahne rieseln lassen.

Toastbrot

Viele Bäckereien bieten Toast oder Kastenweißbrot am Stück an. In Scheiben geschnitten in einer Bäckertüte aus Papier einfrieren, die gewünschte Menge entnehmen und im Toaster auftauen.

Unterwegs

Versuchen Sie immer, ein Getränk und Ihre Brotzeitbox dabeizuhaben. Nur so können Sie sichergehen, dass Sie keinen zusätzlichen Müll verursachen. Im Bordbistro der Bahn oder im Flieger ist alles in Plastik eingeschweißt oder wird in Miniportionen serviert.

Vanillezucker

Eine Vanillestange (ganz oder ausgeschabt) in ein großes Schraubglas geben und mit Zucker auffüllen. Nach wenigen Tagen hat der Zucker das Vanillearoma angenommen. Vanillestangen gibt es in vielen Supermärkten in Glasröhrchen.

Wäscheklammern

Hier muss man nicht zu Plastik greifen. Wäscheklammern aus Holz sind fast überall zu bekommen. Deutlich haltbarer und leicht zu reinigen sind jedoch Klammern aus Edelstahl. Die Verpackung ist zwar aus Plastik, fällt aber nur einmal an. Am besten gleich 2 bis 3 Päckchen bestellen, etwa unter: (i) **www.waschbaer.de**.

Yogamatten

Gymnastikmatten bestehen überwiegend aus Polyvinylchlorid (PVC). Doch es gibt auch Turnunterlagen aus Naturkautschuk, Schur- und Merinowolle. Oft sind diese nicht teurer als Kunststoffware. Die Preise liegen zwischen 35 und 80 Euro, z. B. bei (i) **www.yogishop.de**.

Zungenreiniger

Für die Reinigung der Zunge gibt es Schaber aus Edelstahl, die sich nicht abnutzen und hygienisch gereinigt werden können: (i) **www.monomeer.de**.

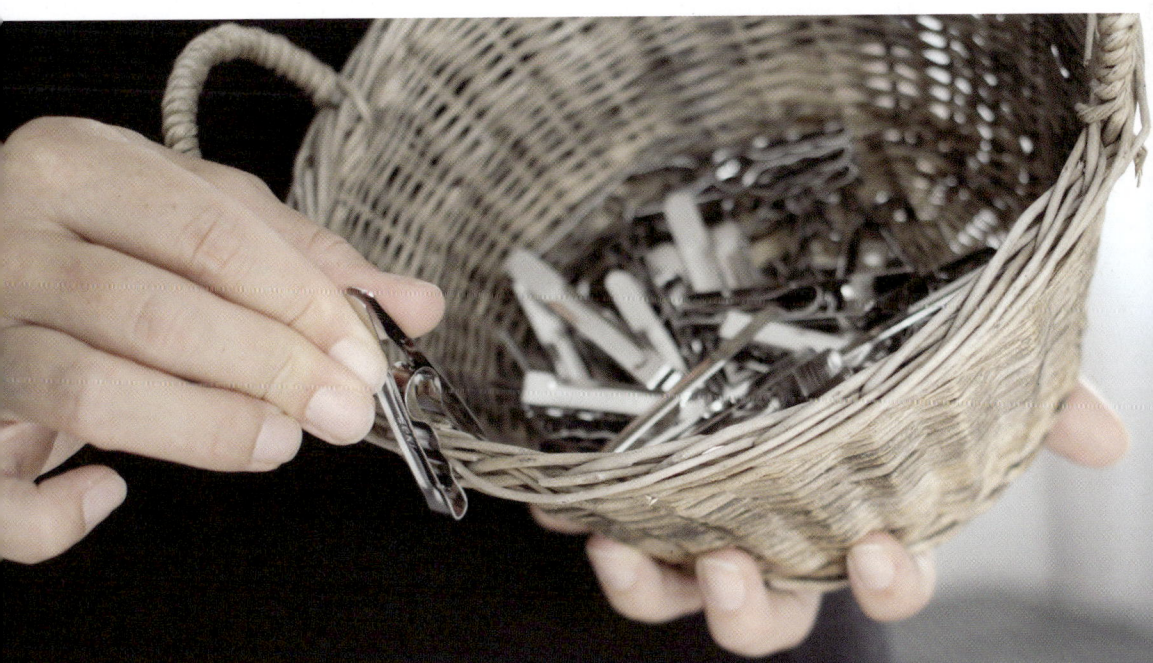

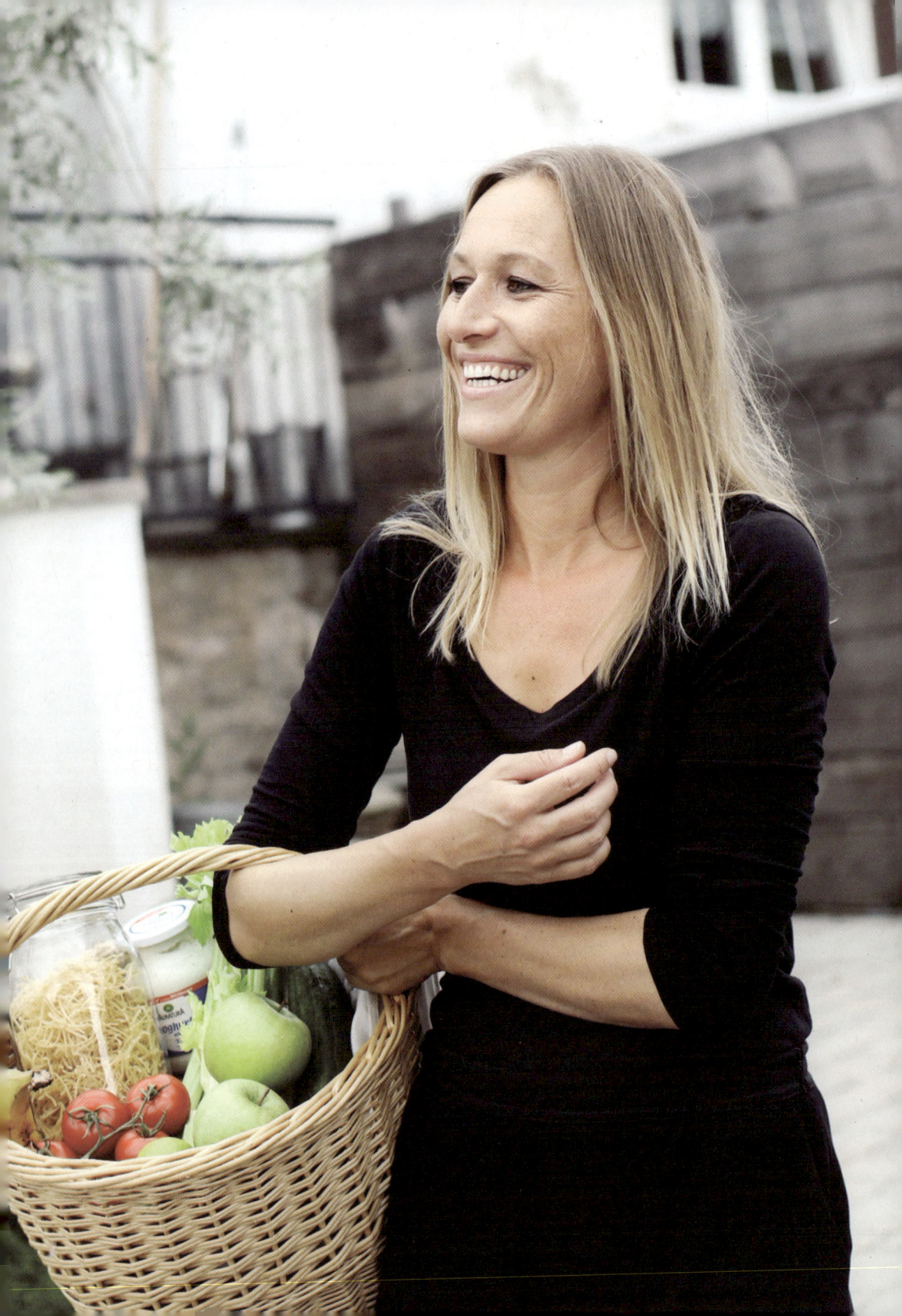

EINFACH ANDERS EINKAUFEN

Der Einstieg in ein Leben ohne Plastik gelingt am besten in der Küche. Die Vorräte dort werden schneller aufgebraucht und können so als Erstes ersetzt werden. Häufig ist es gar nicht nötig, *woanders* einzukaufen, sondern nur ein *anderes* Produkt zu wählen. Mein Tipp: Suchen Sie sich zwei bis drei Läden aus, deren Sortiment Sie genau kennen, damit Sie wissen, wo Sie welche Produkte bekommen. Bei mir ist es eine Mischung aus lokalen Händlern, Super- und Biomarkt sowie dem Onlinehandel, denn die Gegebenheiten sind überall verschieden.

Plastikfrei einkaufen – verschiedene Wege führen zum Ziel

Ein Leben ohne Plastik funktioniert nicht überall gleich: Unverpackt-Geschäfte sind das Privileg der Stadt, reichlich Platz hat man in der Regel nur auf dem Land. Das hat Auswirkungen auf die Ausgestaltung eines plastikfreien Lebens. Jenseits des Stadt-Land-Gegensatzes gibt es aber auch verschiedene Charaktere mit je eigenen Vorlieben und entsprechend verschiedene Möglichkeiten des Plastiksparens.

Unverpackt einkaufen

In Deutschland, Österreich und der Schweiz gibt es derzeit rund 50 Geschäfte, die ihre Waren lose anbieten und so einen aktiven Beitrag zur Reduzierung des Verpackungsmülls leisten. Wer das Glück hat, einen solchen Laden in der Nähe zu haben, ist fein raus; auf dem Land muss man sich bei vielen Produkten mit der Internetbestellung begnügen. Plant man einen Onlineeinkauf im Voraus und bestellt so viel, dass es für mehrere Monate reicht, muss man wegen der Umweltbelastung durch den Versand kein schlechtes Gewissen haben. Wie Unverpackt-Läden funktionieren und weitere Informationen dazu bietet der folgende Kasten.

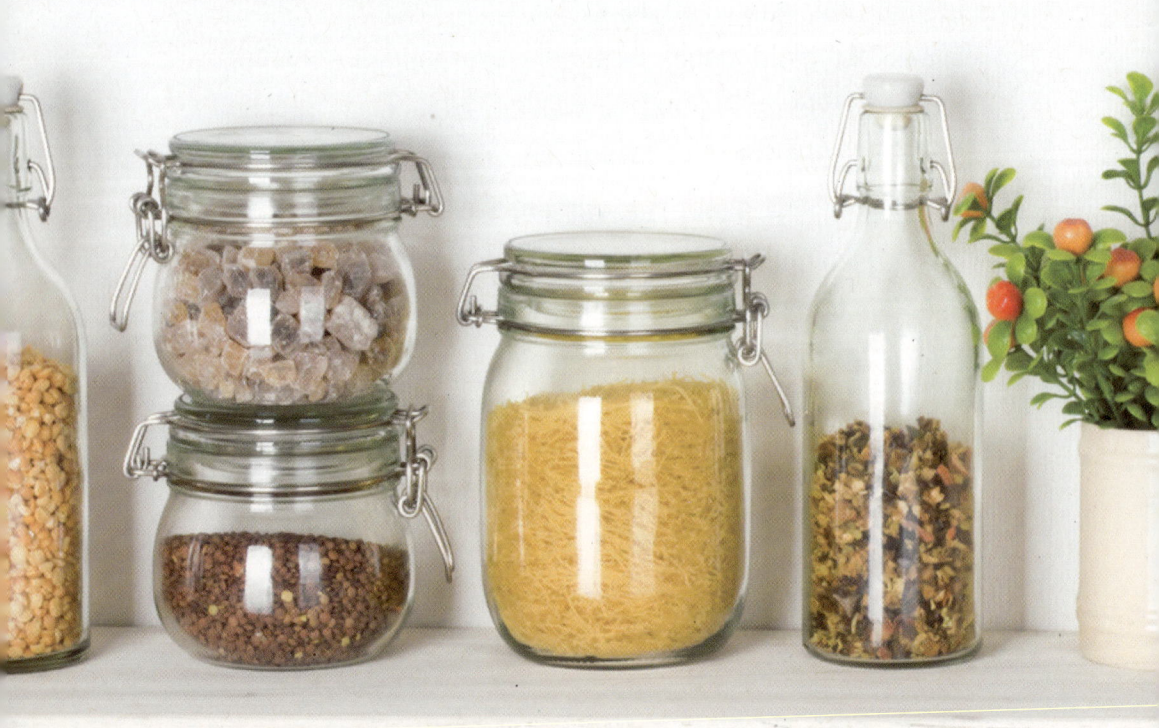

FRAGEN ZUM THEMA »UNVERPACKT EINKAUFEN«

Was ist ein Unverpackt-Laden?

Diese Geschäfte bieten sämtliche Waren lose oder zumindest ohne Plastikverpackungen an. Die Produkte lagern in großen Spendern und können daraus in eigene Behältnisse abgefüllt werden. Die Betreiber von Unverpackt-Läden achten zudem oft auf Bioqualität und möglichst kurze Transportwege.

Welche Waren werden dort angeboten?

In Unverpackt-Läden bekommt man fast alles, was man im Alltag benötigt – und beinahe alles kann man dort lose kaufen. Nudeln, Reis, Hülsenfrüchte und Getreide finden sich ebenso im Sortiment wie Obst und Gemüse. Aber es gibt auch Waren wie Brot und Käse, Süßigkeiten und Schokolade. Daneben werden viele Reinigungs- und Waschmittel zum Selberabfüllen und Zahnbürsten aus Holz, Zahn- und Körperpflegeprodukte sowie Toilettenpapier angeboten. Behälter und Beutel bringt man entweder selbst mit oder kauft sie dort.

Wie funktioniert der Einkauf?

Die Behälter werden vor dem Einkauf auf einer Tara-Waage gewogen, das Gewicht wird notiert oder mit Aufklebern auf die Behälter geklebt. An der Kasse wird der Tarawert abgezogen. Man bezahlt natürlich auch hier nur, was man auch kauft.

Welche Behälter sind erlaubt?

Fast alle, Hauptsache, sauber! Die Produkte können direkt in Einmachgläser, Plastikdosen, Edelstahlbehälter, Baumwollbeutel oder Papiertüten gefüllt werden. Der Behälter sollte lediglich für das entsprechende Lebensmittel geeignet sein. So kann man Gewürze direkt in eine gereinigte Gewürzmühle aus der eigenen Küche füllen. Manche Läden bieten kostenlose Behälter in einem »Kunde-zu-Kunde-Regal« an.

Wo finde ich Unverpackt-Läden?

Eine aktuelle Übersicht gibt es auf ⓘ **www.utopia.de**.

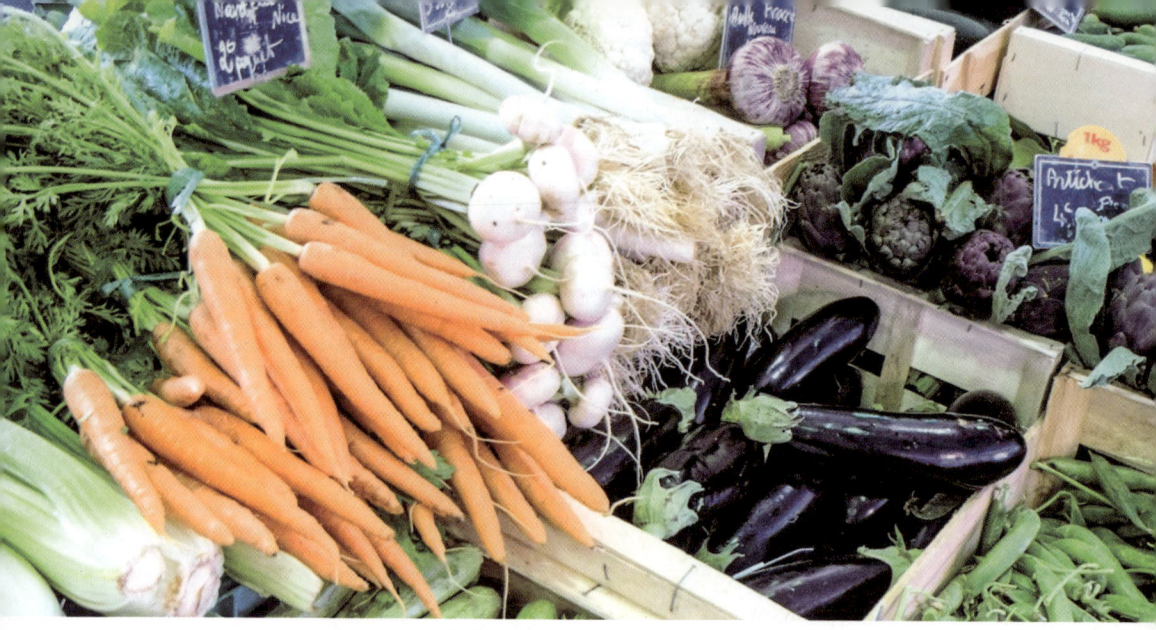

Dorf-/Stadtteilladen

Auch in der Großstadt ist jedes Viertel ein Dorf. Ebenso wie auf dem Land kennt man seinen kleinen Einzelhändler um die Ecke. Deshalb gilt dieser Tipp sowohl für Stadt- als auch für Landmenschen: Fragen kostet nichts! Sprechen Sie mit Ihrem Händler, und finden Sie heraus, ob er eine Möglichkeit sieht, Ihnen Kaffeepulver frisch zu mahlen und in die eigene Dose zu füllen oder Holzzahnbürsten ins Sortiment zu nehmen.

Platzangebot

Der größte Vorteil auf dem Land ist das Platzangebot. Fast jedem Haushalt steht ein Grundstück zur Verfügung, auf dem gegärtnert werden kann. Vielen Städtern bleibt oft nur die Fensterbank oder der Balkon für den Anbau einiger Küchenkräuter. Da Landbewohner oft über mehr Wohnraum verfügen, können sie Waren, die sie in größeren Gebinden nur im Internet bestellen, bequem lagern. In der Stadt fehlt dieser Platz häufig.

Wochenmarkt/Bauernmarkt

In allen Groß- und Kleinstädten ist mindestens einmal in der Woche Markttag. Dort bekommt man Gemüse, Obst, Käse, Blumen und Honig aus regionalem Anbau oder lokaler Herstellung. Finden Sie heraus, welche Märkte in Ihrer Nähe stattfinden, und planen Sie an diesem Tag weitere Besorgungen an diesem Ort mit ein. Wenn Sie keine Zeit haben, bringt ein Bekannter oder Nachbar Ihre Einkäufe vielleicht mit.

KLEINE TYPOLOGIE DER PLASTIKVERMEIDUNG

Sind Sie eher der Typ Perfektionist, oder muss es bei Ihnen schnell gehen? Basteln Sie gerne, oder sollen das Profis aus Wirtschaft und Industrie für Sie erledigen? Die nachfolgende Typologie soll zeigen, dass verschiedene Charaktere durchaus unterschiedliche Wege zum plastikfreien Leben finden können.

Die **Eiligen** leben eher in der Stadt und verdienen meist sehr ordentlich. Nachhaltigkeit ist wichtig, aber sie haben weder Zeit noch Lust zum Selbermachen und suchen deshalb nach Kaufalternativen. Sie sind gerne bereit, dafür mehr zu zahlen. Hochwertige, langlebige Produkte werden im ausgesuchten Fachhandel gekauft oder online bestellt, der »Biolust« fröhnt man im entsprechenden Supermarkt, denn der ist lange geöffnet und hat alles im Sortiment.

Selbermacher sind handwerklich geschickt und geduldig, »Do it yourself« macht ihnen einfach Freude. Die Älteren unter ihnen sind eher Traditionalisten, die Jüngeren haben den DIY-Trend für sich entdeckt. Ihre Domäne sind Kleidung oder die Wohnungseinrichtung. Ihre Art des nachhaltigen Lebens hat viel mit Ressourcenschonung, Abfallvermeidung und Upcycling zu tun. Ansonsten setzen sie auf Qualität, wenn sie sich einem aufgeklärten Konsum hingeben.

Die **Realisten** haben erkannt, dass etwas schiefläuft in dieser Welt und dass man etwas dagegen tun kann – zumindest für sich und in seinen eigenen vier Wänden. Diesem Typ fühle ich mich zugehörig. Ich habe mich auf das Abenteuer »Veränderung« eingelassen und bewiesen, dass sich ein moderner Lebensstil durchaus mit mehr Nachhaltigkeit vereinbaren lässt. Eine gesunde Mischung aus Selbermachen und bewusst Einkaufen ist für mich ideal – und für andere Realisten wohl auch.

Frau Schubert, wo gibt's denn so was?

Wurst und Käse an der Theke in die eigene Dose packen zu lassen, um Verpackung einzusparen, ist kein Geheimtipp mehr. Auch Obst und Gemüse lose zu kaufen ist überall möglich – auf dem Wochenmarkt, im Supermarkt und im Bioladen. Manchmal sind es die Kleinigkeiten, an denen wir scheitern. Auf einige häufig gestellte Fragen habe ich Antworten.

Butter

Butter in Pergament- statt Alupapier gibt es von »Gläserne Molkerei«. Zu finden ist sie im Sortiment vieler Bioläden. Notfalls danach fragen, vielleicht wird sie dann ins Sortiment genommen. Ich kaufe immer gleich mehrere Stücke, schneide sie in Scheiben und friere sie ein.

Hefe

Fragen Sie Ihren Bäcker! Denn er kauft Hefe in großen Mengen und ist wahrscheinlich gerne bereit, Ihnen auch kleine Portionen davon zu verkaufen. Sie können Hefestücke auch portionsweise einfrieren.

Kaffee

Egal, ob normaler Super- oder Biomarkt: Kaffeebohnen oder -pulver gibt es dort nicht ohne Verpackung. Da hilft nur der Besuch eines Unverpackt-Ladens. Meine Lösung heißt aber auch hier: Der Bäcker hat's! Viele kleine Bäckereien beziehen ihre Bohnen von Röstereien, bekommen sie in größeren Behältern und verkaufen sie gerne auch lose an ihre Kunden. Oft hat man jedoch auch bei den Großen wie Tchibo und Dallmayr Erfolg und darf eigene Behälter mitbringen.

Süßes

Das wird außerhalb der Unverpackt-Läden nicht ganz einfach. Manchmal findet man Stände mit Waffeln, Schokoküssen und Gummibärchen auf dem Wochenmarkt. Bei Familie Schubert hat die Mama einfach die Gewohnheiten der Kinder etwas geändert. Im Sommer gibt es nach Schule und Kindergarten mal ein Eis (in der Waffel), im Winter ein süßes Teilchen vom Bäcker oder selbst gebackenen Kuchen. Was ich hin und wieder kaufe, sind Nüsse in Weißblechdosen, ökologisch nicht perfekt, aber akzeptabel.

Einmal hin, alles drin – meine Shoppingtipps

Egal, ob vor Ort oder online, auch ich kaufe am liebsten da, wo ich viele Produkte auf einmal bekomme. Das spart Zeit und Nerven. Hier ist für jeden Vermeidertyp etwas dabei.

Seife und mehr

Das ist »mein Laden«! Im Herzen von Bamberg betreibt eine Seifen-macherin das kleine Geschäft, in dem ich mich regelmäßig mit Seifen eindecke. Hier bekomme ich meine Haarseife, die alle weiteren Haar-pflegeprodukte überflüssig macht. Zudem im Sortiment: alle Produkte von Marius Fabre, die ich zum Waschen, Putzen und für die Körperpfle-ge benötige. Es gibt Sheabutter im Glas aus fairem Handel, Luffakissen als Seifenablage und Levantinerschwämmchen für die Monatshygiene.
ⓘ **www.seifeundmehr.de**

Villa Lavanda

Tom, der Inhaber der Manufaktur Villa Lavanda, meint es ernst mit der Plastikvermeidung. Seine Manufaktur produziert deshalb Zero Plastic Cosmetics und Reinigungsmittel. Das Sortiment umfasst Sonnencreme im Glas, Duschgels, Deos, Peelings, Zahncreme, Wasch- und Geschirrspülmittel – auch für die Spülmaschine. Außerdem erhältlich: Spülbürsten aus Holz, Luffa-Spülschwämme und Bambuszahnbürsten. Alles wird ausschließlich in Glas oder Papier verpackt und in recycelten Kartons, gepolstert mit Alt-papier, geliefert. ⓘ **www.shop.villalavanda.com**

Stübener Kräutergarten

Hier kaufe ich auf Vorrat: Soda im 25-kg-Sack, Zitronensäure, Natron. Der Bio-Onlineshop bietet aber auch Nüsse, spezielle Öle und sogar schöne Gläser zum Abfüllen selbst gemachter Produkte. ⓘ **www.hinterauer.info**

Lacross

Eigentlich ist Lacross ein Onlinehandel für Gourmetprodukte. Ich kaufe dort jedoch das, was ich sonst nicht ohne Plastik bekomme: Xylit, be-stimmte Gewürze wie Rote-Bete-Pulver und Gummi arabicum. All das gibt es dort im Glas. ⓘ **www.gourmetwelt.de**

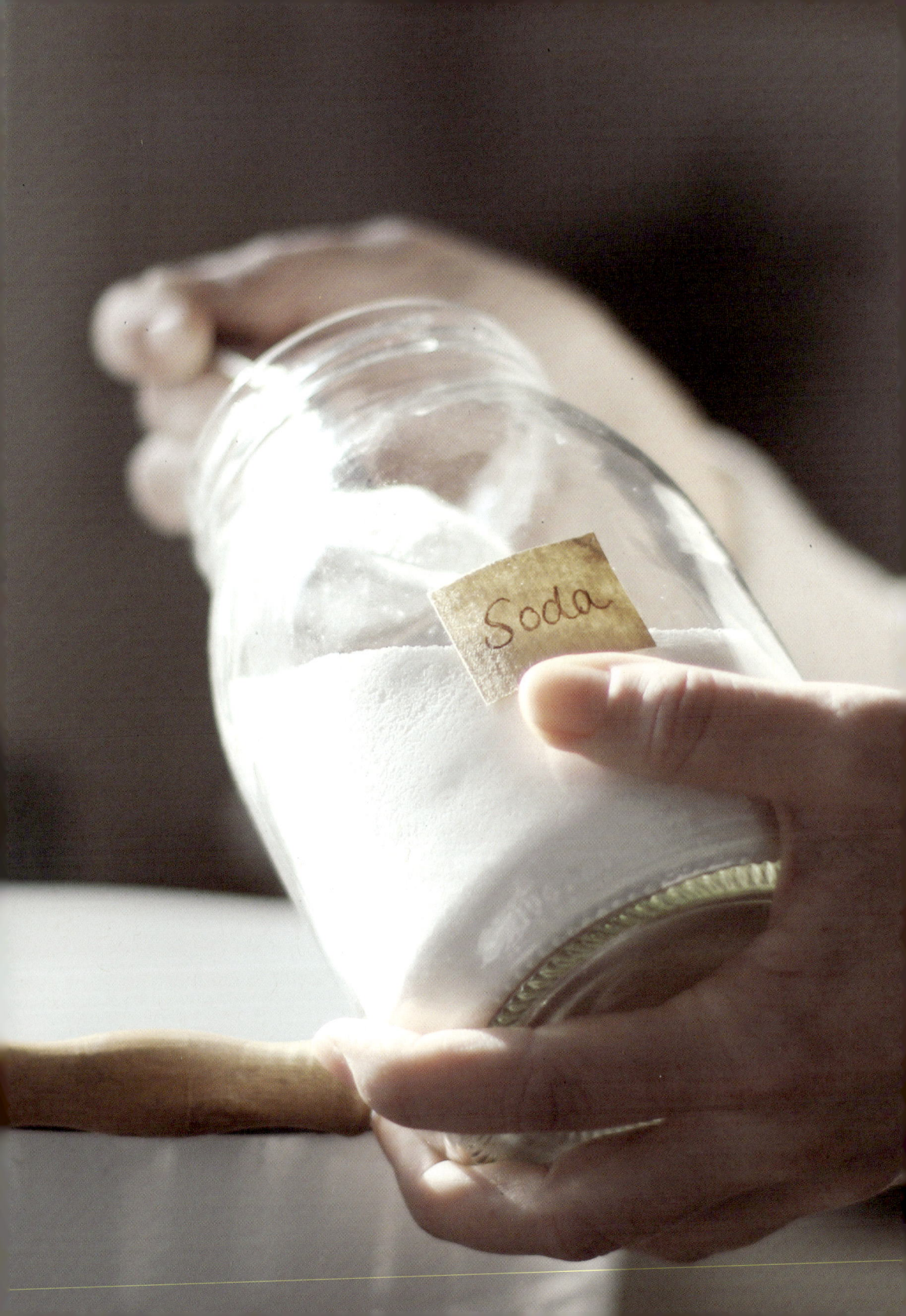

NÜTZLICHE BASICS

Mit Plastikflaschen vollgestopfte Schränke für Wasch-
und Reinigungsmittel sind Schnee von gestern. Über-
quellende Spiegelschränke im Bad und eine mit zahllo-
sen Tuben für Haar- und Körperpflege bestückte Ablage
in der Dusche: passé. Wenn Sie Ihren Haushalt mit den
folgenden wenigen Grundprodukten ausstatten, haben
Sie alle Waschmittel, Körperpflegeprodukte und Reiniger,
die Sie brauchen – plastikfrei, umweltverträglich und für
wenig Geld!

Wahre Putzteufel

Mit einigen wenigen Mitteln können Sie Ihre Wohnung sauber und Ihre Wäsche rein halten. Dafür braucht es keine aggressiven Chemikalien, sondern nur gute Grundprodukte. Vier Mittel liefern Ihnen die Grundzutaten für alles rund ums Thema Waschen und Putzen.

Pflanzenölseifen

Pflanzenölseifen sind wahre Alleskönner. Gute Produkte enthalten keine Mineralöle und sind daher umweltverträglicher als herkömmliche Seifen. Pflanzenölseifen sind Grundlage für viele Arten von Wasch- und Reinigungsmitteln, Fleckenspray, Geschirrspülmittel und WC-Reiniger. Kaufen Sie am besten gleich eine größere Menge Seife – das spart Verpackung und ständiges Nachkaufen.

Ich verwende die Pflanzenölseifen von Marius Fabre. Sie bestehen zu 100 Prozent aus natürlichen Inhaltsstoffen und enthalten keine tierischen Fette und Mineralöle. Die helle Pflanzenseife besteht zu 72 Prozent aus Palmöl und Palmkernöl. Hinzu kommen Wasser, Kochsalz und Natronlauge (Natriumhydroxid). Die Olivenölseife desselben Herstellers enthält 72 Prozent Olivenöl, Kokosöl, Wasser, pflanzliches Glycerin (ein Nebenprodukt der Palmölproduktion), Kochsalz und Natronlauge.

Für die meisten meiner Rezepte benötigen Sie Seifenflocken. Diese können Sie fertig kaufen oder mit einer Küchenreibe ganz einfach selbst herstellen.

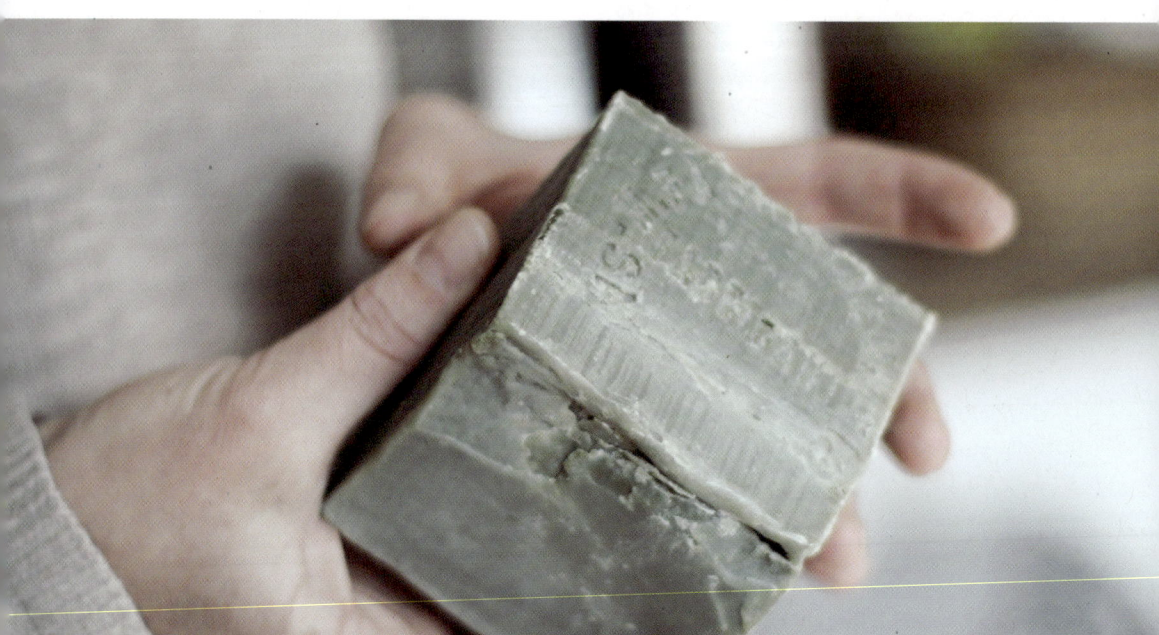

Warum verwenden Sie Palmöl? Ist das nicht schlecht für die Umwelt?

Palmöl ist zu Recht in Verruf geraten, weil für seinen Anbau viel Regenwald gerodet wird – oft illegal. Es ist ein billiger Rohstoff, der sich in allen Bereichen unserer Haushalte findet: Palmöl steckt in Süßigkeiten, Waschmitteln und Reinigern. Ich verzichte, wo es geht, auf palmölhaltige Produkte. Einige Seifenhersteller achten jedoch aktiv auf einen nachhaltigen Anbau des Palmöls und wirken damit den Problematiken entgegen.

Waschsoda

Die chemische Bezeichnung von Soda ist Natriumcarbonat (Na_2CO_3). Soda ist ein Salz der Kohlensäure, das, in Wasser gelöst, wie eine Lauge wirkt. Diese Lauge verseift Verschmutzungen, die sich dann leichter lösen. Säuren werden neutralisiert und Wasser enthärtet. Soda löst Kalk aus dem Wasser, der sich dann als weißes Pulver – z. B. am Boden des Putzeimers sammelt – aber keine Kalkablagerungen mehr verursacht.

Ich verwende das reine Soda von Holste, da es das Einzige ist, das in Papier verpackt wird. In größeren Mengen ist Waschsoda im Papiersack nur online erhältlich.

Natron

Natron ($NaHCO_3$), auch Natriumhydrogencarbonat, ist eng mit dem Waschsoda verwandt. Beides sind Salze. Der Unterschied: Natron enthält zusätzlich eine Wasserstoffkomponente. Natron staubt nicht und ist deshalb ungefährlicher für Augen und Atemwege. Außerdem wird Natron als Lebensmittelzusatzstoff E 500 eingesetzt – ist also essbar und damit ökologisch unbedenklich.

Holste bietet Natron im Papierbeutel an. Natron des Herstellers Gewürzgarten ist im Glas erhältlich, z. B. bei ⓘ **www.gourmetwelt.de**.

Citro-Essenz

Die Zitronenessenz, z. B. von Surig, ist ein Lebensmittel und deshalb besonders umweltverträglich. Sie hat einen Säureanteil von 20 Prozent, löst deshalb Kalk sehr gut, ist aber schonender und riecht besser als die ebenfalls kalklösende Essigessenz. Deshalb eignet sie sich vor allem für empfindliche Oberflächen oder Haushaltsgeräte.

Sanfte Hautschmeichler

Unsere Haut braucht weniger Pflege, als Sie denken. Viele herkömmliche Pflegeprodukte trocknen sie aus, sodass immer mehr nachgeschmiert werden muss. Weniger ist mehr, lautet hier die Devise. Setzen Sie stattdessen auf hochwertige Inhaltsstoffe.

Hand- und Körperseife

Auch für die Hautreinigung ist eine gute Pflanzenölseife alles, was Sie brauchen. Die Marseiller Olivenölseife kommt ohne Palmöl aus, und der hohe Olivenöl-Anteil von 72 Prozent wirkt rückfettend und pflegend. Bei uns liegt die Seife an jedem Waschbecken und in der Dusche.

Sheabutter

Das Fett aus den Früchten des Karité-Baumes bildet oft die Basis selbst gemachter Pflegeprodukte. Sheabutter enthält zahlreiche Vitamine und pflegende Säuren. Einer der wichtigsten Inhaltsstoffe ist das Allantoin, dem entzündungshemmende, zellregenerierende und wundheilende Eigenschaften nachgesagt werden. Pur kommt Sheabutter als heilender Balsam zum Einsatz. Es wirkt z. B. gegen schuppige Haut, rissige Füße und trockene Kopfhaut.

Die Bezeichnung »unraffiniert« garantiert gänzlich unbehandelte Sheabutter, der keine Zusatzstoffe zugesetzt wurden. Allerdings mögen viele Nutzer den Geruch nicht, der bei manchen Herstellern etwas an »Kuh« erinnert. Raffinierte Sheabutter sollte das Biosiegel tragen, damit Sie keine synthetischen Inhaltsstoffe befürchten müssen.

Kokosöl

Das Fett aus der Kokosnuss ist eigentlich ein Nahrungsmittel, erfreut sich aber immer größerer Beliebtheit bei der Herstellung von Körperpflegeprodukten.

Es hat allerdings einen Nachteil: Durch die rasant angestiegene Nachfrage hat der Anbau unkontrolliert zugenommen. Naturschützer kritisieren die Rodung von Regenwäldern zum Anbau von Kokospalmen. Setzen Sie Kokosöl deshalb nur sparsam ein, und achten Sie auf dessen Herkunft.

Heilerde

Heilerde ist in jedem Drogeriemarkt erhältlich und äußert vielseitig einsetzbar. Als Paste angerührt, wird es als Gesichtsmaske aufgetragen, die Pickel und Unreinheiten bekämpft. Auch Herpesbläschen können so ausgetrocknet werden. Selbst als Wickel auf offenen Wunden hilft eine Packung bei der Heilung. Als Pulver kommt es bei selbst gemachter Kosmetik zum Einsatz. Ich verwende die Heilerde von Luvos, die plastikfrei in Kartons verpackt ist.

Bienenwachs

Regionaler kann man kaum ein Pflegeprodukt beziehen, denn Imker gibt es überall. Besorgen Sie sich bei einem lokalen Imker einfach ein paar gereinigte Platten Bienenwachs. Die können Sie nicht nur zur Produktion eigener Kosmetika, sondern auch zur Herstellung von Kerzen verwenden. Warmes Wachs, gemischt mit Leinöl, schützt Holzmöbel. Dazu 100 g geschmolzenes Bienenwachs mit 400 ml Leinöl verrühren. Abgekühlt erhält es die Konsistenz von Schuhcreme und kann mit einem Baumwolltuch aufgetragen werden.

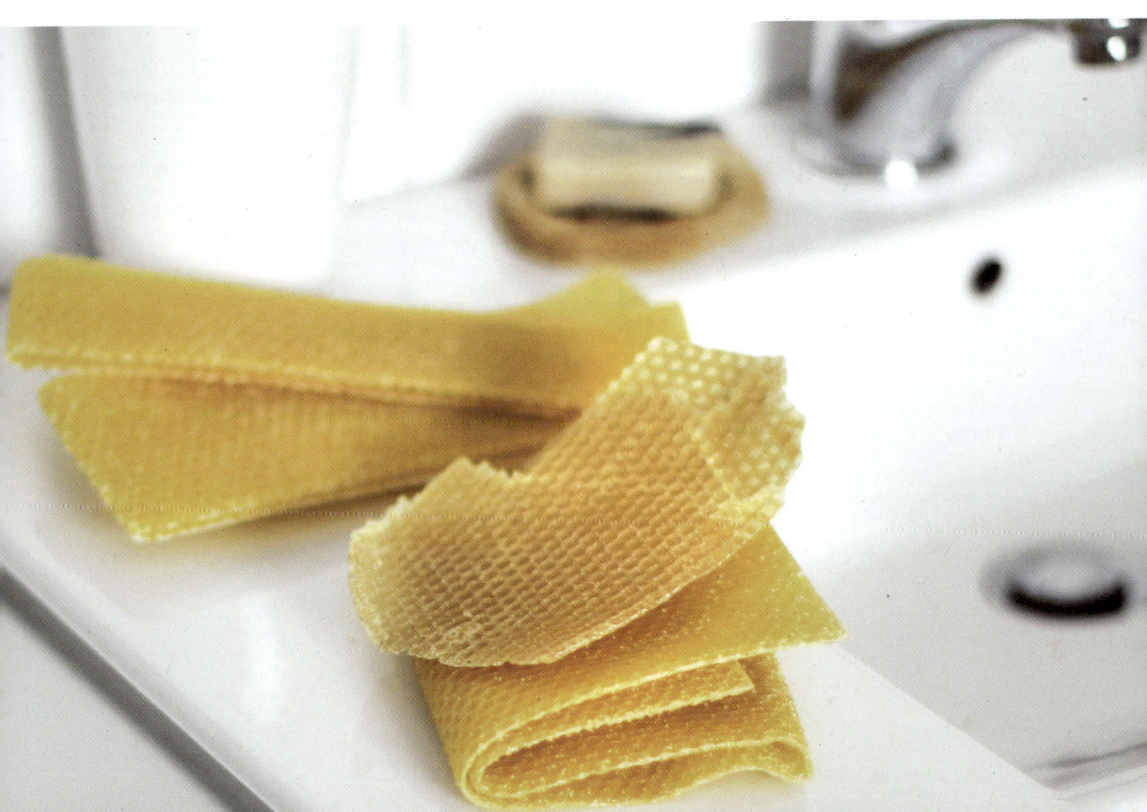

Natürliche Spezialisten

Unser Haushalt liefert – ebenso wie die Natur – viele »Rohstoffe«, die sich zum Reinigen und Pflegen eignen. Einige davon haben Sie bisher vielleicht nur weggeworfen. Dabei handelt es sich keineswegs um Abfall, sondern um nützliche Haushaltshelfer und wahre Schönheitsbooster.

Sauermolke

Die gelbliche Flüssigkeit fällt in meiner Küche an, wenn ich Frischkäse aus Joghurt herstelle. Im Körper der Kuh haben Milchsäurebakterien die Aufgabe, Schädlinge abzutöten. Deshalb eignen sie sich auch im Haushalt als Keimbekämpfer. Zudem enthält Molke Eiweiße, die Fett und Kalk lösen. Ihr Nachteil: Sie riecht schnell sauer, weshalb Reiniger aus Sauermolke rasch aufgebraucht werden sollte.

Kastanien

Die Rosskastanie gehört zu den Seifenbaumgewächsen. Die Saponine (Seifenstoffe) in den Samen der Kastanie machen das Gewächs zu einem effektiven Waschmittel aus der Natur. Der Studienkreis Entwicklungsgeschichte der Arzneipflanzenkunde am Institut für Geschichte der Medizin der Universität Würzburg kürte die Gewöhnliche Rosskastanie zur Arzneipflanze des Jahres 2008. Noch heute gewinnt die Pharmaindustrie Grundstoffe zur Arzneimittelherstellung aus Samen, Borke, Blättern und Blüten der Kastanie.

Kastaniensud hilft als Spülung, Fußbad oder Wickel bei geschwollenen Beinen und Armen. Patienten mit Schuppenflechte und trockener Haut verwenden Kastaniensalbe oder -seife zur Behandlung betroffener Stellen. Leider ist die Kastanienzeit kurz und das Waschmittel deshalb nicht das

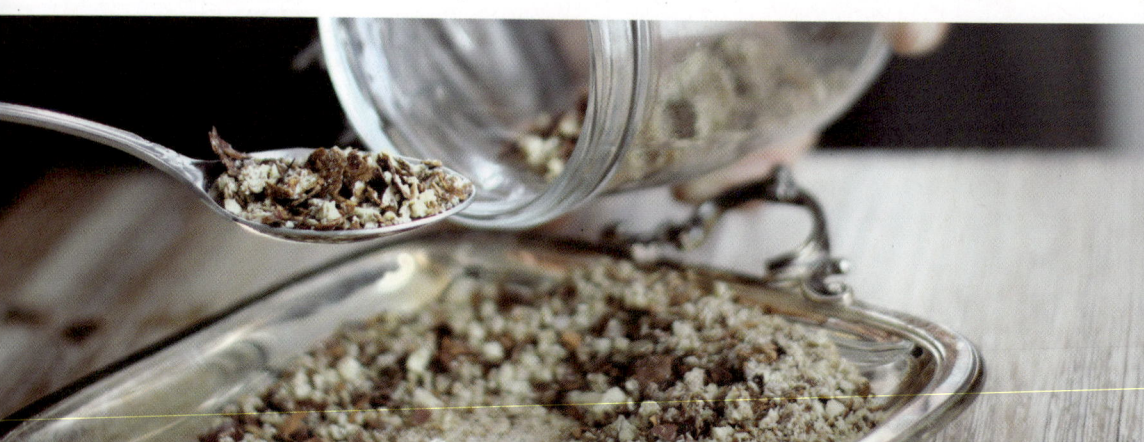

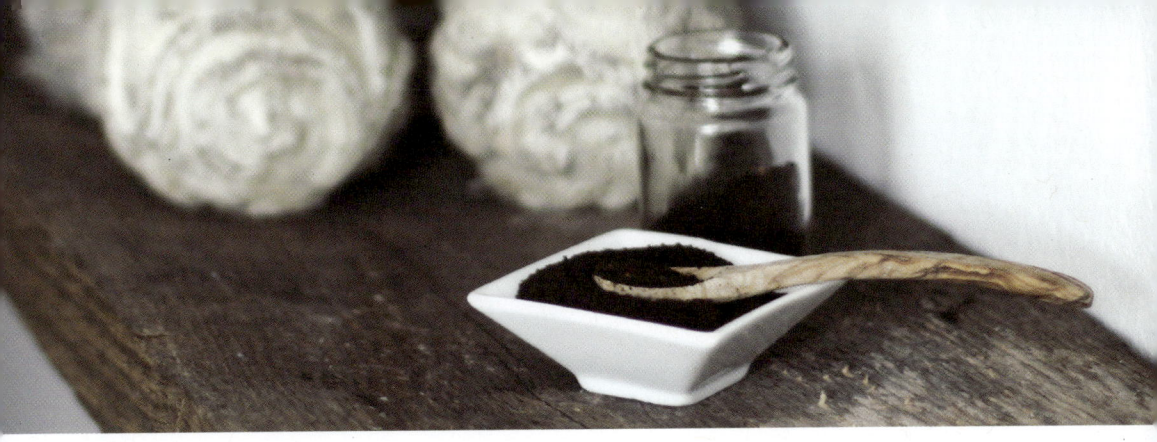

ganze Jahr verfügbar. Sich einen Vorrat anzulegen ist sinnvoll und geht ganz leicht: Ein guter Standmixer häckselt die Kastanien ohne Probleme in kleine Stücke. Diese können dann auf Backbleche verteilt und auf der Heizung oder dem Holzofen getrocknet werden. Sie im Backofen zu trocknen und dabei Energie zu verschwenden ist unnötig. Nach zwei Tagen erhalten Sie ein knuspriges »Kastanienmüsli«, das Sie nun in Vorratsgläsern aufbewahren können.

Kaffeesatz

Kaffeesatz fällt in fast jedem Haushalt an und ist viel zu schade für den Biomüll! Getrocknet ist Kaffeemehl Geruchskiller im Kühlschrank, Scheuermittel in Haus und Garten und ersetzt Schleifkörper aus Mikroplastik als Körperpeeling. Außerdem hält er Schnecken aus Beeten fern. Seine beste Eigenschaft: Kaffeesatz entzieht der Luft Schadstoffe und bindet sie. Ein Schälchen davon in jedem Zimmer ist also gut fürs Raumklima.

Eierschalen

Werfen Sie Eierschalen nicht weg, denn sie sind ein tolles Hausmittel. Sie bestehen zu 90 Prozent aus Calciumcarbonat, also kohlensaurem Kalk, der sehr vielseitig einsetzbar ist, beispielsweise als Scheuermittel oder Fleckenentferner. Die Schalen kurz ausspülen, trocknen lassen und dann verarbeiten. Eierschalen kann man übrigens auch zum Kaffeekochen (einige Eierschalen im Kaffeepulver machen den Kaffee milder) und als Schneckenvertreiber im Garten verwenden. Und die dünne Membran aus gereinigten Eierschalen kann zur Verbesserung der Wundheilung sogar auf kleine Verletzungen der Haut aufgetragen werden.

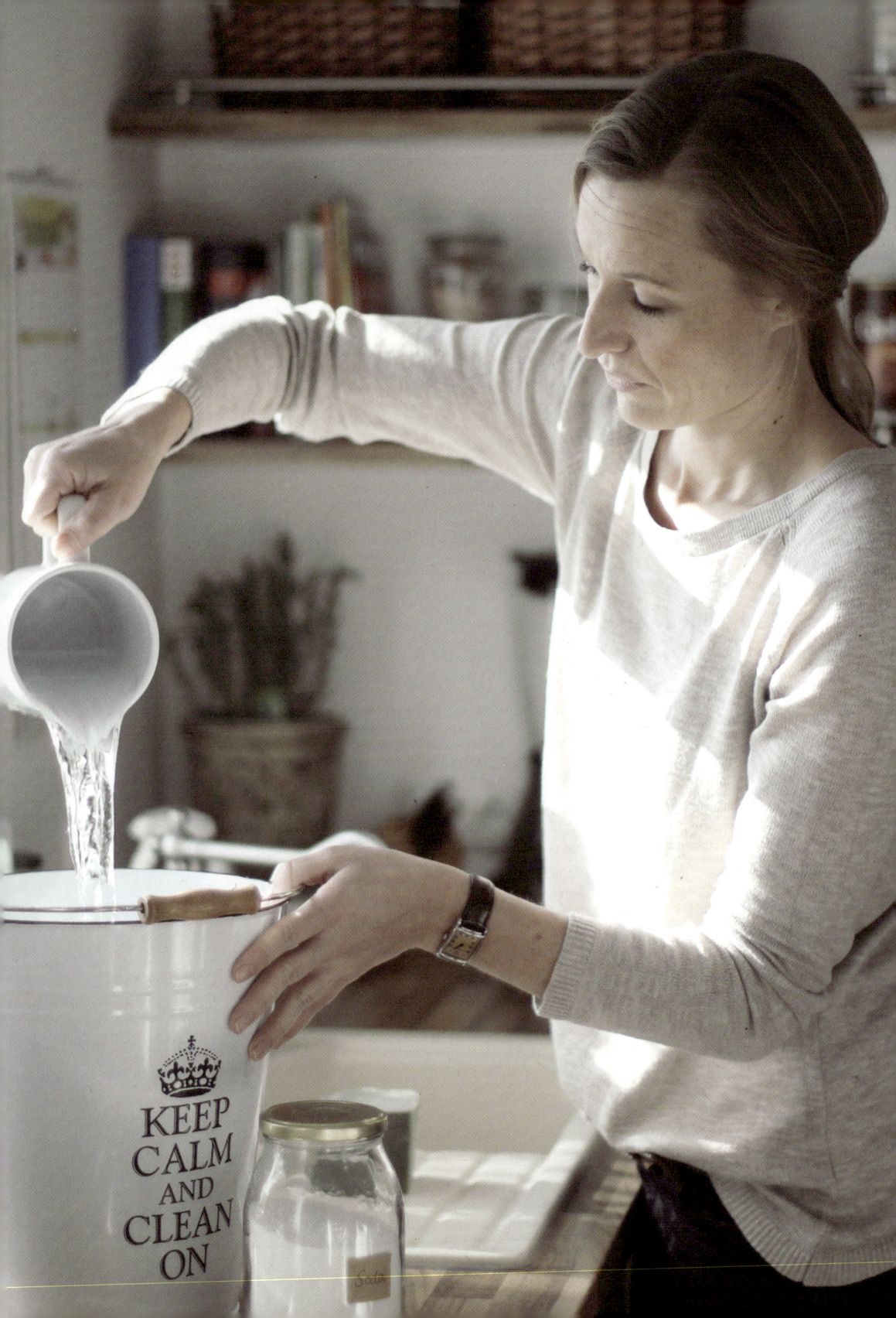

MEIN PLASTIKFREIER HAUSHALT

Beim Waschen, Putzen und Pflegen reichen einige wenige Produkte, um die gesamte Palette an herkömmlichen Reinigungs- und Pflegemitteln zu ersetzen. Wenn Sie Ihre Haushaltshelfer selbst herstellen und dabei die hier empfohlenen verpackungs- und plastikfreien Rohstoffe verwenden, spart das nicht nur Geld, sondern auch jede Menge Müll!

WÄSCHE WASCHEN

In jedem zweiten deutschen Haushalt steht eine Waschmaschine, die an rund 260 Tagen im Jahr läuft. Das führt laut Umweltbundesamt (UBA) zu einem Waschmittelverbrauch von 630.000 Tonnen pro Jahr. Jeder Deutsche benötigt für saubere Wäsche also rund acht Kilogramm Waschmittel. Viele Produkte sind im Karton, also ohne Plastikverpackung, erhältlich. Doch die Verpackung stellt dabei gar nicht das größte Problem dar.

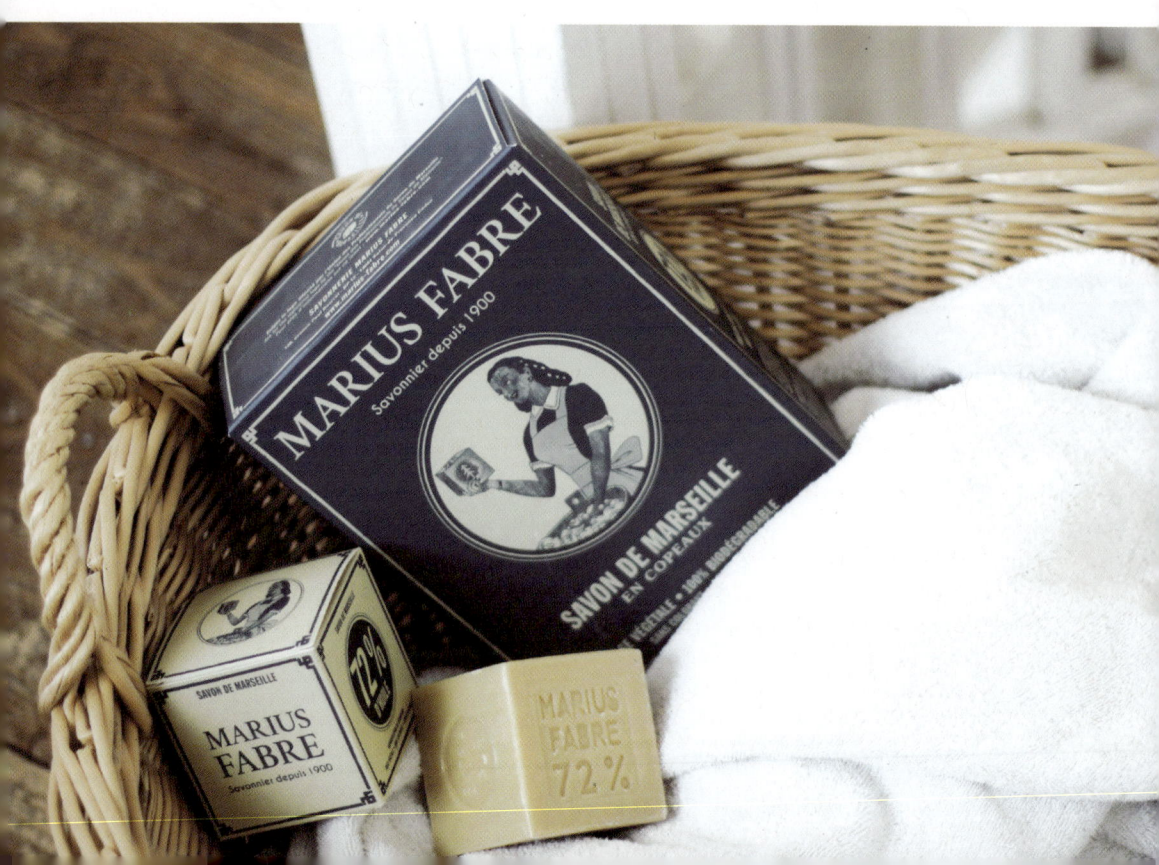

Konventionelle Inhaltsstoffe

In vielen Waschmitteln kommen Stoffe zum Einsatz, die wenig umweltfreundlich sind, oftmals nicht vertragen werden und Allergien auslösen können. Laut Umweltbundesamt sind Waschmittel entweder biologisch nicht leicht oder nicht vollständig abbaubar, oder ihre Inhaltsstoffe reichern sich in der Umwelt an und schädigen Gewässerorganismen. Problematisch sind vor allem:

Tenside

Ein Hauptbestandteil von Waschmitteln sind Tenside. Sie werden anstelle von Seife eingesetzt und verringern die Oberflächenspannung des Wassers, was erleichtert, dass Wasser und Öle sich vermischen. Schmutz löst sich so leichter aus der Kleidung. Tenside werden aus Erdöl, Kohle, Palmöl und Kokosöl hergestellt. Biowaschmittel enthalten meist pflanzliche Tenside, während in konventionellen Produkten erdölbasierte Tenside verwendet werden. Seit 2005 müssen alle Tenside vollständig biologisch abbaubar sein.

Konservierungsstoffe

Zahlreiche Waschmittel enthalten Biozide zur Keimabtötung. Sie werden in der Kläranlage nicht aus dem Wasser gefiltert und gelangen so in unseren Wasserkreislauf, wo sie Mikrolebewesen schädigen.

Komplexbildner

Citrate, Phosphate, Phosphonate, Carboxylate, EDTA oder NTA werden zum Enthärten von Wasser und zur Unterstützung der Reinigungswirkung verwendet. Das Umweltbundesamt nennt EDTA (einen der am häufigsten eingesetzten Komplexbildner) »ökologisch nachteilig«, weil er nicht biologisch abbaubar ist und auch bei der Trinkwasseraufbereitung nicht herausgefiltert werden kann.

Füllstoffe

Waschmittelhersteller setzen Füllstoffe ein, um das Pulver zu strecken. Sie erhalten die Rieselfähigkeit des Produktes. Am häufigsten kommt Natriumsulfat (Glaubersalz) zum Einsatz, das zur Versalzung von Gewässern führt.

Waschmittel – selbst gemacht & schadstofffrei

Flüssigwaschmittel für die Maschine

50 g Seifenflocken
4 l Wasser
8 EL Waschsoda (150 g)

Geben Sie die Seifenflocken mit dem heißen Leitungswasser in einen Eimer, und rühren Sie mit dem Schneebesen gut um. Soda hinzugeben, erneut rühren und mindestens 2 Stunden ruhen lassen. Das Waschmittel neigt zum Verdicken. Dieser Vorgang lässt jedoch nach, wenn es ab und zu umgerührt wird. Ist eine homogene, cremige Masse entstanden, können Sie das Waschmittel in ein leeres Gefäß umfüllen.
Für eine Waschladung benötigen Sie nur 200 ml der Waschemulsion. Als Messbecher können Sie einfach das Glas eines Brotaufstrichs verwenden. Vor Benutzung den Behälter mit dem Waschmittel gut schütteln, damit die Inhaltsstoffe durchgemischt werden.

Dieses Waschmittel eignet sich für jede Temperatur und sowohl für weiße als auch für farbige Wäsche. Zur intensiven Behandlung weißer Wäsche geben Sie 1 Teelöffel Sauerstoffbleiche, z. B. von Heitmann, zusätzlich zum Waschmittel ins Waschfach.
Um ein Woll- und Feinwaschmittel zu erhalten, lassen Sie einfach das Waschsoda weg – Soda eignet sich nicht für Wolle, da es die Fasern aufquellen lässt.

Noch leichter gelingt die Zubereitung des Waschmittels im Standmixer. Dazu die Seifenflocken kurz im Mixer zerkleinern, 1 Liter warmes Leitungswasser und das Soda hinzugeben und 5 Minuten kräftig mixen. Lassen Sie die Masse kurz ruhen, damit sie beim Öffnen nicht überquillt. Die Flüssigkeit wird dann im Eimer mit dem restlichen Wasser aufgegossen und mit dem Schneebesen vermengt. Diese Methode verhindert, dass das Waschmittel nachdickt.

Kastanienwaschmittel für die Maschine

2 EL getrocknete Kastanien
200 ml Wasser

Die Kastanien in ein Schraubglas geben und mit heißem Wasser aufgießen. Nach 4 Stunden die Kastanien abseihen. Den Sud können Sie nun zum Wäschewaschen verwenden. Die Kastanien zurück ins Glas geben und erneut aufgießen. Sie enthalten Seife für zwei bis drei Durchgänge.

Handwäsche

1 Handvoll Seifenflocken
2 l warmes Wasser

Geben Sie die Seifenflocken in das Wasser, und rühren Sie mit dem Schneebesen um, bis sich die Flocken aufgelöst haben. Dann einfach die Wäsche zufügen und waschen. Danach gut mit warmem Wasser ausspülen.

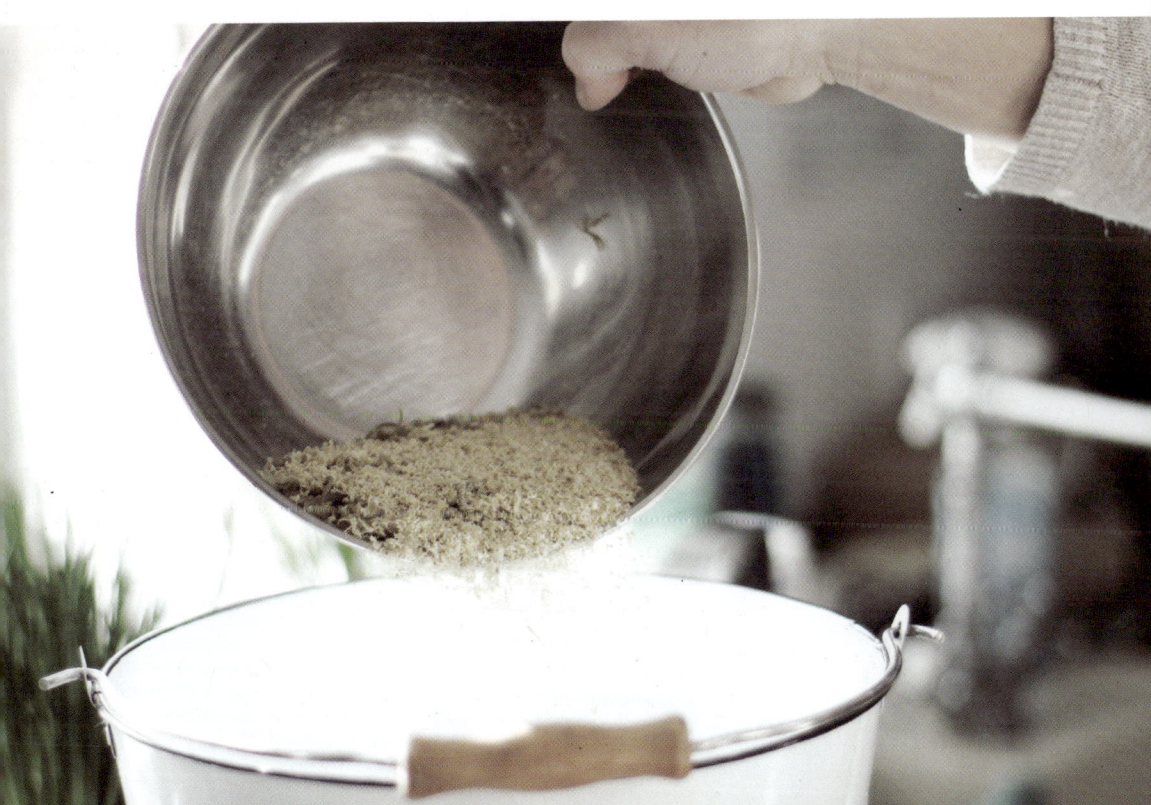

Fleckbehandlung

Verwenden Sie zur direkten Behandlung von Flecken Seife und eine Bürste. Dazu direkt vor der Maschinenwäsche mit der Seife über den Fleck reiben und den Schaum mit der Bürste einmassieren. In noch feuchtem Zustand in die Waschmaschine geben.

Fleckenspray

 1 EL Seifenflocken
 500 ml warmes Wasser
 2 TL Speisesalz

Alle Zutaten in einem Gefäß oder dem Mixer verrühren, bis sich Seife und Salz aufgelöst haben. Anschließend in eine leere Sprühflasche umfüllen. Flecken direkt vor dem Waschen damit einsprühen.

Weichspüler

 150 ml Essigessenz
 650 ml Wasser
 2 EL Natron

Alle Zutaten in eine leere Flasche füllen und so lange schütteln, bis sich das Natron aufgelöst hat. Für eine Waschladung von 5 kg benötigen Sie etwa 1 Esslöffel des Weichspülers.

> **ÜBRIGENS …**
>
> Achten Sie darauf, Wasch- und Putzmittel gut zu beschriften – vor allem, wenn Sie schöne Glasflaschen benutzen. Auch wenn keine Chemie verwendet wird, sollten die Reiniger für Kinder unzugänglich aufbewahrt werden!

Eierschalen für strahlend weiße Wäsche

Einige große weiße Eierschalenstücke in ein Wäschenetz geben und mit der weißen Wäsche in die Trommel legen. Wählen Sie ein normales Waschprogramm aus. Die Eierschalen wirken effektiv und schonend gegen Flecken.

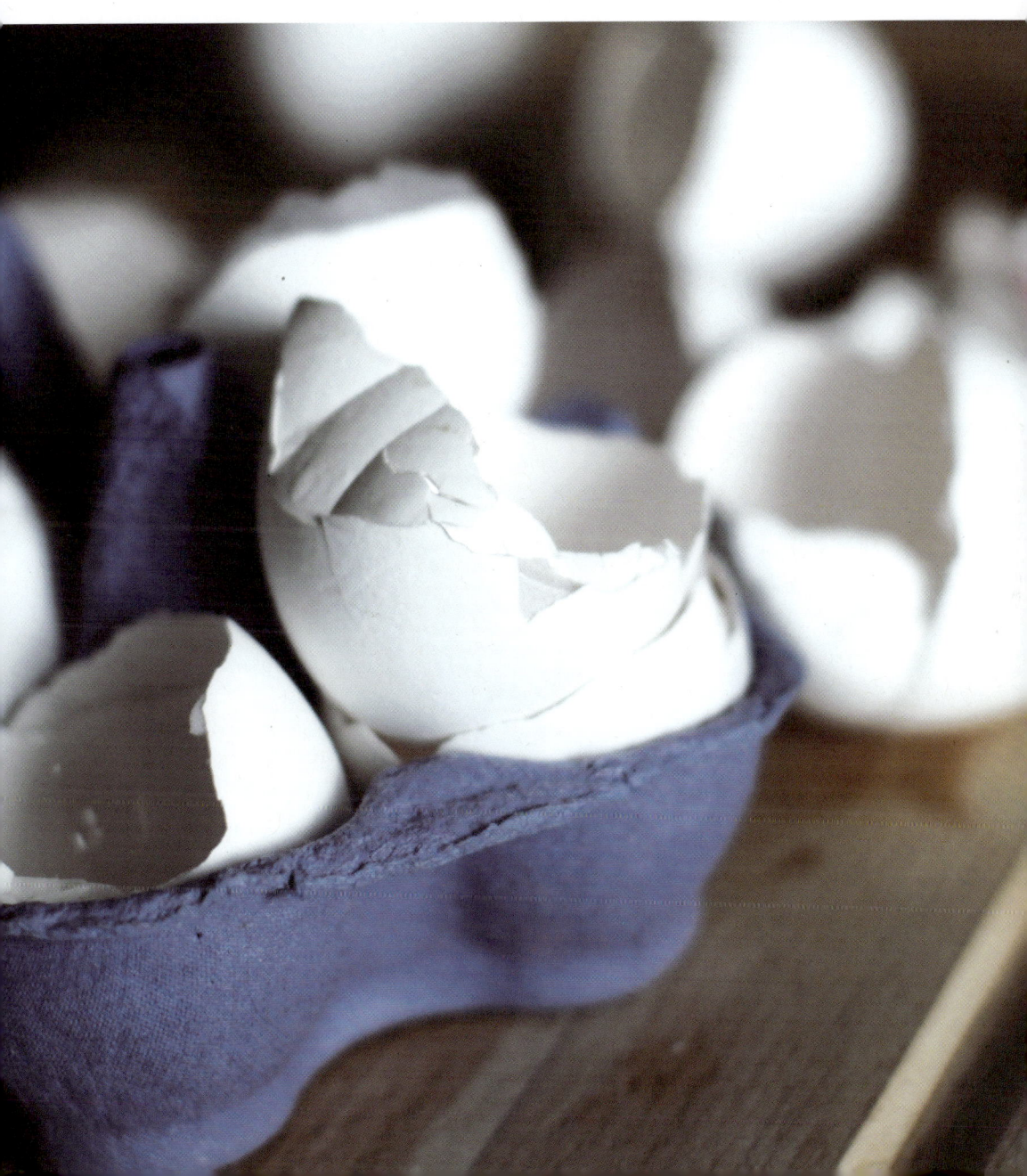

SAUBER MACHEN

Nicht nur beim Wäschewaschen, sondern auch bei der Reinigung der Wohnung suggeriert uns die Industrie, dass zahlreiche chemische Helfer der beste Weg zu Sauberkeit ohne viel Aufwand seien. Dabei geht es so einfach: Aus wenigen Zutaten lassen sich alle nötigen Reinigungsmittel selbst herstellen, ganz ohne der Umwelt und uns selbst zu schaden.

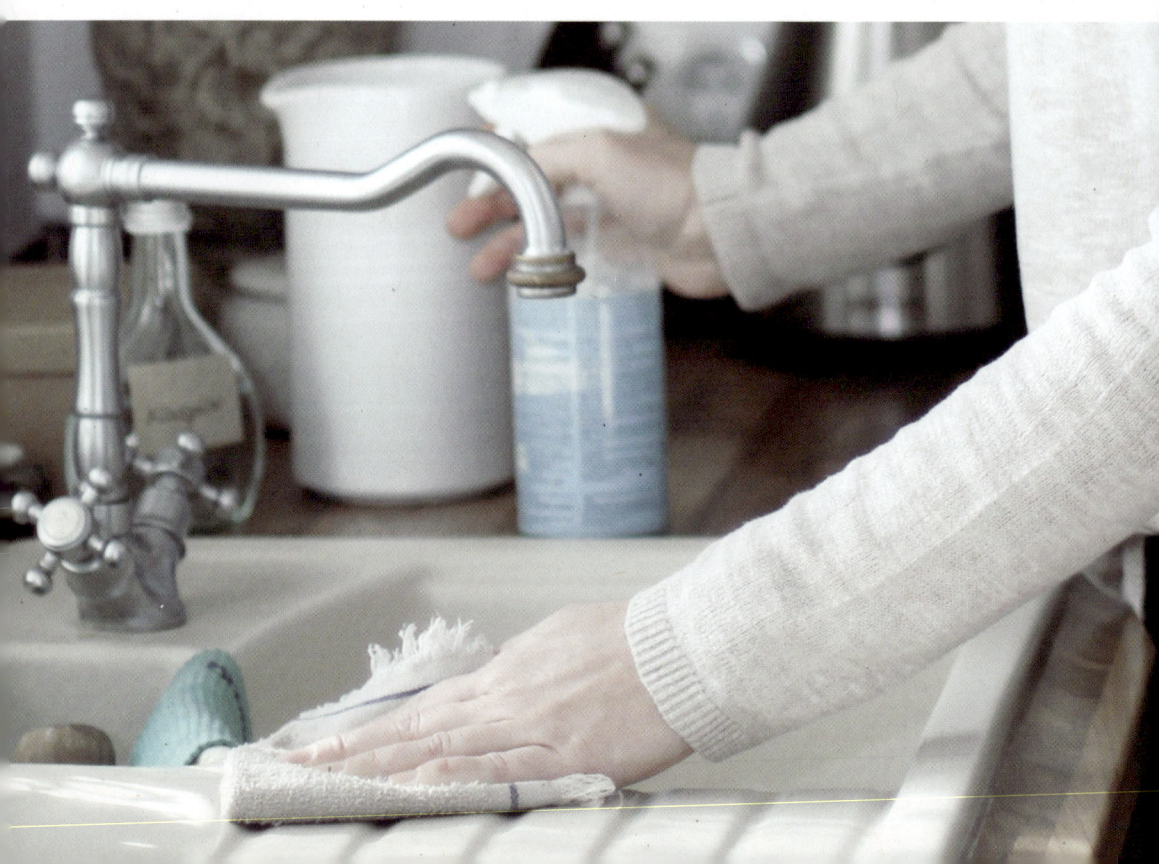

Konventionelle Inhaltsstoffe

Moderne Putzmittel sollen uns die Hausarbeit erleichtern. Die Hersteller werben mit »lang anhaltendem Glanz«, »Abperleffekt« oder »Mega-Fettlösekraft«. Die Umwelt schluckt jedoch schwer an den vielen aggressiven Reinigern.

Polymere

Polymere sind Kunststoffe wie Polystyrol, Polyacrylate, Polyurethane und Polyethylene, die in Reinigern verwendet werden. Nach Verdunsten des Wassers entstehen widerstandsfähige, glänzende Schutzfilme, die verhindern, dass sich Schmutz schnell wieder festsetzt. Polymere sind nur teilweise biologisch abbaubar und landen mit Klärschlamm auf dem Acker.

Mineral- und Silikonöle

Gerade in der Möbelpflege kommen häufig Mineral- und Silikonöle zum Einsatz. Auch in Schuhputzmitteln findet man Paraffine und Silikone. Sie weisen Wasser ab, schützen die Oberfläche vor Kratzern und erleichtern das Polieren. Nach heutigem Wissensstand sind Silikone ungiftig, jedoch schwer abbaubar und auch nach vielen Jahrzehnten noch in Gewässern nachweisbar.

Duftstoffe

Duftstoffe wie z. B. Limonene, Linalool und Geraniol können Allergien auslösen, auch wenn sie natürlichen Ursprungs sind. Bestimmte Duftstoffe, besonders einige Moschusverbindungen, sind zudem in der Umwelt nur schwer abbaubar und reichern sich aufgrund ihrer guten Fettlöslichkeit über die Nahrungskette vorwiegend im Fettgewebe von Tieren an.

Biozide

Vor allem in Hygienereinigern, Desinfektionssprays und Schimmelbekämpfungsmitteln werden Biozide verwendet. In größeren Mengen können sie die Funktion biologischer Kläranlagen beeinträchtigen und deren Reinigungsleistung verringern. Schadstoffe gelangen so in die Oberflächengewässer. Zudem können sie schädlich auf Wasserlebewesen wirken und Probleme bei der Trinkwasseraufbereitung verursachen.

Putzmittel – effektiv & umweltfreundlich

Küchenreinigung mit Waschsoda

Soda ist ein wahrer Alleskönner, wenn es darum geht, die Küche auf Hochglanz zu bringen. Es kommt oft ganz simpel »roh« zum Einsatz. Tragen Sie dabei am besten Handschuhe, denn Soda entzieht der Haut Fett. Verwenden Sie pures Sodapulver als …

… **Herdreiniger** Soda auf einen nassen Lappen geben und die Kochstelle damit abreiben. Das körnige Soda löst den Schmutz und bekämpft Fettrückstände. Danach mit einem sauberen, nassen Lappen nachreiben, um Schlieren zu vermeiden.

… **Reiniger für die Keramikspüle** Soda in die Spüle streuen und die Keramik polieren. Das Pulver entfernt Schmutzfilme, die vom Spülen übrig bleiben, oder hartnäckige Flecken und Verfärbungen. Selbst Rostringe von Gusspfannen verschwinden ohne Kraftaufwand.

… **Reiniger für fettige Oberflächen** 2 Esslöffel Soda in 5 l Wasser auflösen. Mit der Lauge können Küchenschränke, aber auch Zimmertüren und Fensterrahmen aus Kunststoff oder die Dunstabzugshaube abgerieben werden.

… **Abflussreiniger** 1 Esslöffel Soda in den Abfluss geben und 1 l heißes Wasser hinterherkippen. Soda löst fettige Rückstände von Speisen und Seife auf.

… **Rostentferner** Flugrost auf Messerklingen kann mit Soda vollständig entfernt werden. Auch rostige Ringe auf Tellern und Tassen verschwinden, wenn man Soda pur auf einen Lappen gibt und das Geschirr damit poliert.

Geschirrspülmittel

2 TL Natron
2 TL Waschsoda
200 ml kaltes Wasser
20 g Seifenflocken
200 ml warmes Wasser
100 ml kaltes Wasser

Natron und Soda in 200 ml kaltes Wasser geben und so lange rühren, bis sich die Pulver aufgelöst haben. Danach die Seifenflocken im warmen Wasser glatt rühren. Beide Flüssigkeiten in eine leere Flasche (z.B. eine alte Spülmittelflasche) geben und weitere 100 ml kaltes Wasser hinzugeben. Vorsichtig schütteln, damit sich alles gut vermengt.

→ Noch einfacher gelingt das Spülmittel im Mixer. Dazu alle Zutaten gleichzeitig einige Minuten kräftig mixen und anschließend abfüllen.

Das Spülmittel eignet sich auch zum Reinigen der Küche. Dazu 1 Spritzer auf einen nassen Lappen geben und die Flächen damit abreiben.

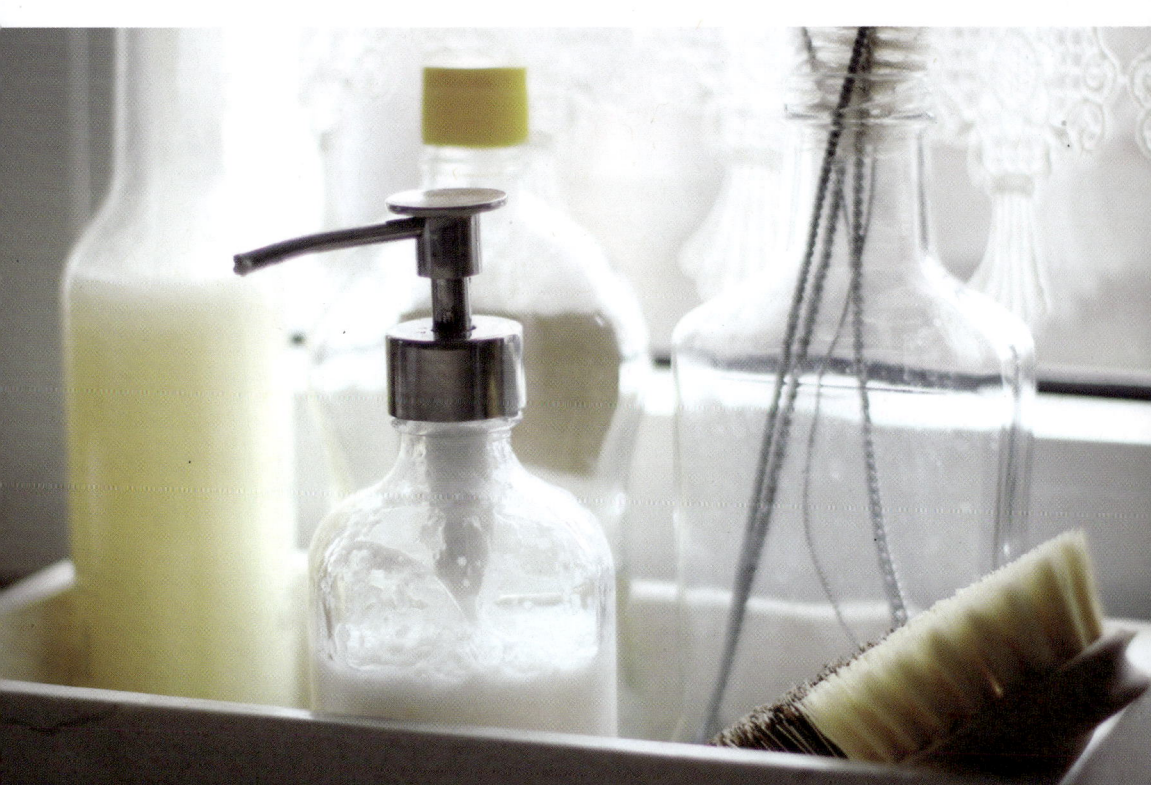

Geschirrspülmittel aus getrockneten Kastanien

2 EL Kastanienmüsli (siehe S. 55)
200 ml heißes Wasser

Die klein gehackten Kastanien mit dem Wasser in ein kleines Schraubglas geben und 3 bis 6 Stunden ziehen lassen. Den Sud durch ein Sieb direkt ins Spülbecken gießen. Die Kastanienstücke können für einen zweiten Aufguss noch einmal verwendet werden.

Geschirrreiniger für die Spülmaschine

250 g Zitronensäure (Pulver)
125 g Seifenflocken
125 g Waschsoda
125 g Sauerstoffbleiche

Alle Zutaten in einen Mixer geben und zu einem Pulver zerkleinern. Pro Spülgang 1 gehäuften Teelöffel (ca. 8 g) ins Spülmittelfach geben.

→ Der Geschirrreiniger schafft Speisereste spielend, hinterlässt auf Plastikdosen und -schüsseln jedoch einen Seifenfilm. Manche Gläser und Besteck poliere ich mit einem trockenen Tuch nach. Alle vier bis fünf Wochen beseitigt ein Heißwaschgang etwaige Rückstände aus der Maschine.
Das Mittel eignet sich auch zum Einweichen von Trinkflaschen und Thermoskannen.

Klarspüler

3 EL Citro-Essenz
500 ml kaltes Wasser

Beide Zutaten in eine Flasche mit engem Hals geben – leere Surig-Flaschen mit Schraubverschluss eignen sich sehr gut – und schütteln. Klarspülerfach nach Bedarf auffüllen.
Sie können statt der Citro-Essenz auch Zitronensäurepulver verwenden. Dazu 3 Esslöffel des Pulvers mit warmem Wasser aufgießen.

Saubere Trinkflaschen

Einige zerstoßene Eierschalen in Trinkflasche oder Thermoskanne geben und mit wenig Wasser aufgießen. Verschluss zudrehen und gut schütteln. Mit klarem Wasser nachspülen.

Scheuerpulver

Schalen von 4 Eiern
2 EL Natron
1 EL Zitronensäure (Pulver)
1 EL Speisestärke

Eierschalen zu grobem Mehl zerstoßen und mit Natron, Zitronensäure und Speisestärke mischen. Das Pulver mit einem nassen Lappen auf die zu reinigenden Flächen auftragen.

Badreiniger

250 ml Molke
50 ml Citro-Essenz, z. B. von Surig in Glasflaschen erhältlich
Wasser

Molke und Citro-Essenz in eine 500-ml-Sprühflasche geben und mit Wasser auffüllen. Lassen Sie Platz zum Schütteln! Dieser Reiniger entfernt Seifen- und Ölrückstände in Waschbecken, Duschkabine und Badewanne. Verwenden Sie den Reiniger großzügig, da die Molke nach 1 bis 2 Wochen säuerlich riechen kann. Die Wirkung wird dadurch nicht beeinflusst.

Glasreiniger

5 EL Calciumcarbonat
200 ml Wasser

Beide Zutaten mischen und in eine kleine Flasche füllen. Die Mischung ergibt eine weiße Flüssigkeit, von der ein kleiner Spritzer auf einen nassen Lappen gegeben wird. Damit Spiegel oder Fensterscheibe abreiben, trocknen lassen und mit einem trockenen Tuch polieren.

WC-Pulver

30 g Seifenflocken
125 g Zitronensäure (Pulver)
50 g Waschsoda

Alle Zutaten im Mixer zu einem feinen Pulver verarbeiten und bei Bedarf 1 Esslöffel in die Toilette geben. Reiniger mit der WC-Bürste verteilen, kurz einwirken lassen und hinunterspülen. Stärkere Verschmutzungen können mit einem Schwamm und dem Pulver behandelt werden.

Fußboden reinigen

Gerade Holzfußböden lieben die Behandlung mit Olivenölseife – das enthaltene Fett pflegt das Holz und lässt es glänzen. Einfach Seifenflocken ins Wischwasser gegeben und mit dem Schneebesen auflösen. Die Lösung kann auch zur Reinigung von Fliesenböden und zum Abstauben von Möbeln verwendet werden.

Für das schnelle Wischen zwischendurch können Sie einen Sprühreiniger herstellen. Dazu 1 Esslöffel Seifenraspel in 500 ml Wasser auflösen und die Flüssigkeit in eine leere Sprühflasche füllen. Damit kann man Flecken auf Hartböden besprühen und mit dem trockenen Wischer entfernen.

Schuh- und Lederpflege

Schuhe und Sofas aus Leder reinige ich mit Olivenölseife. Mit der Seife über einen nassen Lappen reiben, bis ein wenig Schaum entsteht. Das Leder nun damit abreiben und trocken nachpolieren. Der hohe Fettgehalt der Seife pflegt das Leder und sorgt nachhaltig für Glanz und Schutz.

Etikettenentferner

Zum einfachen Lösen von Etiketten das Glas in Sodalösung einlegen. Das Etikett löst sich dann fast von alleine. Geht auch: Pures Waschsoda auf einen nassen Lappen geben und den Kleber abscheuern. Übrigens: Achten Sie beim Kauf von Lebensmitteln in Gläsern auf das Material des Etiketts. Papieraufkleber können später mit dem Altpapier entsorgt werden.

NÜTZLICHE HELFER

Spültücher aus Baumwolle

Alte Biberbettwäsche eignet sich hervorragend, um daraus Putz-
lappen zu schneiden oder zu nähen.

Hat man keine alten Baumwollstoffe zur Hand, gibt es auch eine
Kaufalternative: Der dänische Hersteller Solwang stellt Spül- und
Geschirrtücher aus reiner Baumwolle her. Sie trocknen und reinigen
hervorragend, ohne zu fusseln. Zudem gibt es sie in tollen Farben.

Topfbürste aus Holz

In gut sortierten Bio- und sogar Supermärkten gibt es Topfbürsten
aus Holz. Sie machen Schaumstoffschwämme überflüssig und ver-
kratzen die Oberfläche nicht. Ich verwende sie auch für die Reinigung der Fliesenfugen im Bad.

Fensterleder

Ich verwende echtes Fensterleder zum Reinigen von Spiegeln und
Fenstern. Denn dazu benötigt man keine zusätzlichen Putzmittel
und erhält streifenfreien Glanz.

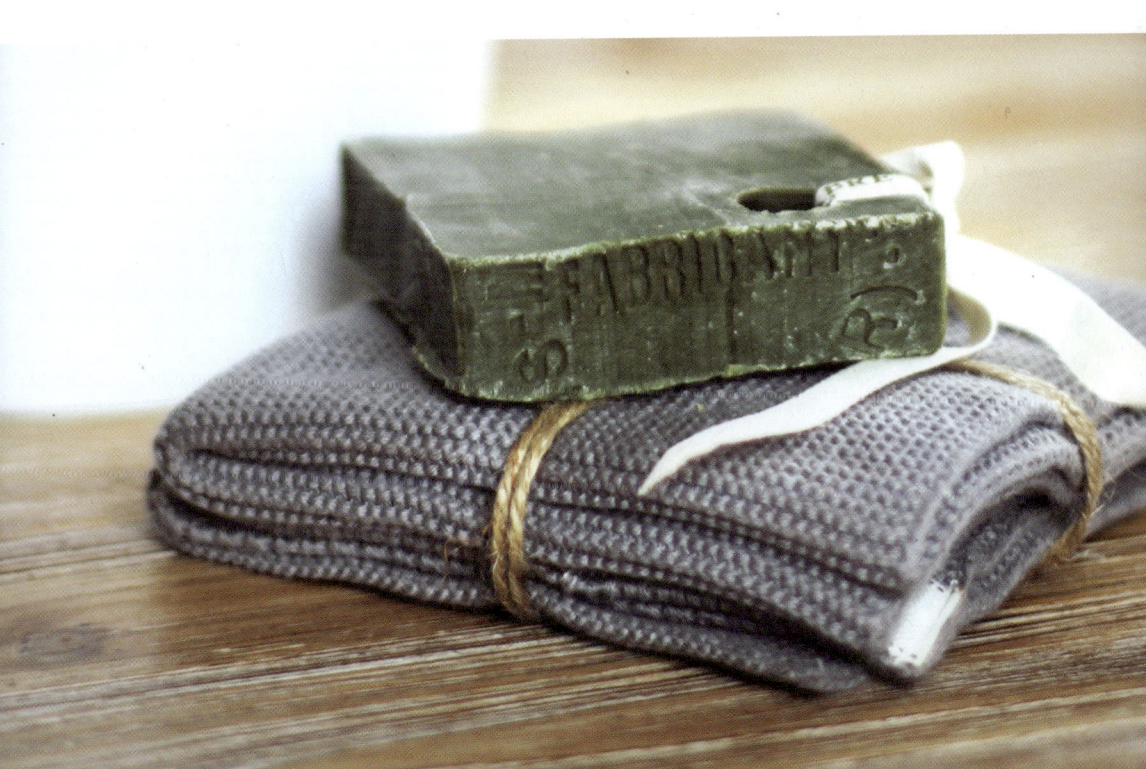

PFLEGEN & STYLEN

Im Bad wird die Plastikreduzierung länger dauern als in der Küche, denn zunächst gilt es, Vorräte aufzubrauchen. Wenn die Umstellung jedoch vollzogen ist, dürfen Sie sich über ein übersichtliches, aufgeräumtes und minimalistisches Badezimmer freuen – mit Schränken, die nicht überquellen, und Produkten, die nicht nur so tun, als pflegten sie die Haut.

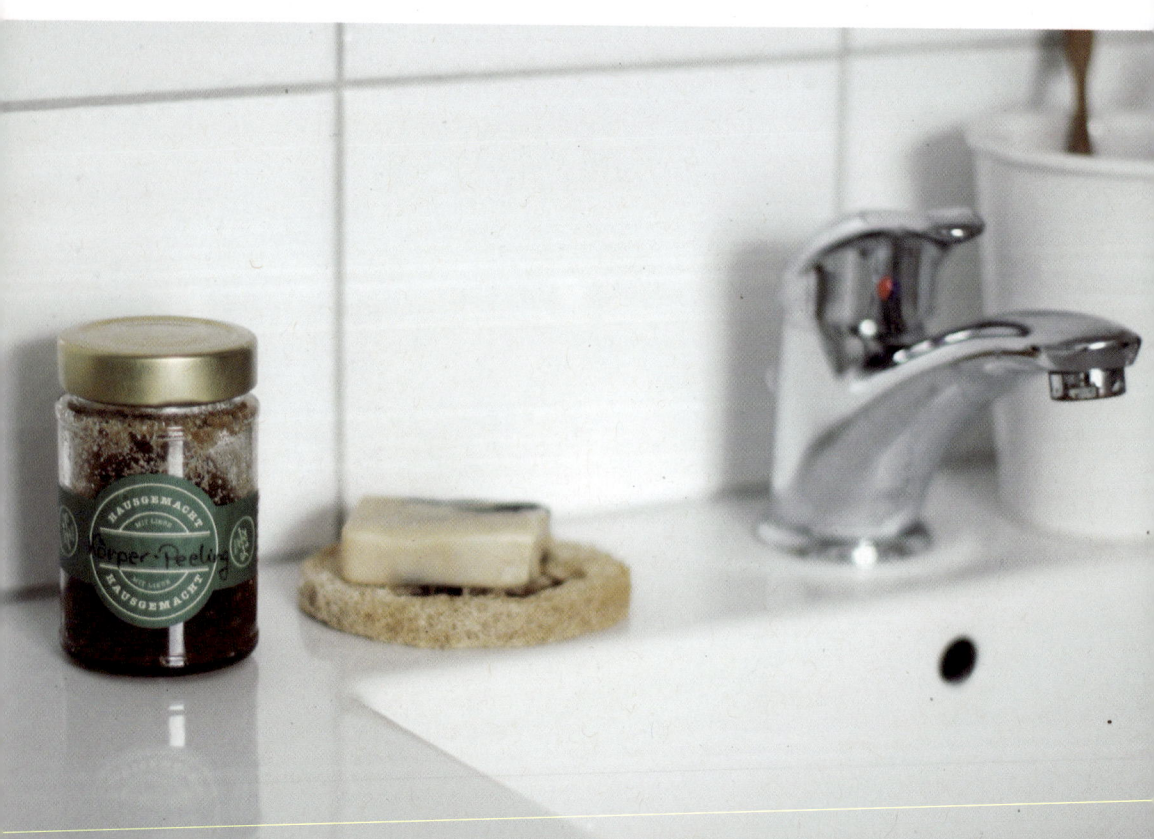

Haarpflege – schonend & plastikfrei

In Shampoos steckt nicht nur viel Kunststoff in flüssiger Form oder als Mikroplastik. Auch viele synthetische Inhaltsstoffe, die für glatte Spitzen und mehr Volumen sorgen sollen, sind weder ökologisch vertretbar noch gesund. Parabene dienen als Konservierungsmittel, denen jedoch nachgesagt wird, sich negativ auf den Hormonhaushalt auszuwirken. Dabei braucht das Haar weniger, als Sie denken!

Haarseife

Verzichten Sie auf Flaschenshampoos und greifen Sie zu festen Alternativprodukten. Mein Favorit ist die Haarseife. Sie besteht aus natürlichen Ölen und Natriumhydroxid, also Natronlauge. Ihr größter Pluspunkt: Sie kommt ohne Palmöl aus. Verwendet werden hochwertige und pflegende Öle, die die gesamte Palette der Haarpflege- und Stylingprodukte überflüssig machen.

Nach der Haarwäsche mit Seife fühlen sich meine Haare fettig an und sehen strähnig aus. Woran liegt das?
Zunächst müssen wir unser Haar von den Silikonen und synthetischen Stoffen befreien, mit denen wir sie jahrelang malträtiert haben, denn Natronlauge verträgt sich nicht mit diesen Stoffen – das Resultat sind strähnige, schmierige Haare, die so aussehen, als hätten sie schon wochenlang kein Wasser mehr gesehen. Dieser Prozess kann einige Wochen dauern. Für den Übergang eignet sich festes Shampoo, da es keine Natronlauge enthält.

Festes Shampoo

Dabei handelt es sich um ein seifenähnliches Waschstück und eine Alternative für alle, die mit der Haarseife zunächst nicht zurechtkommen. Der Umstieg von industriellem Shampoo gelingt meist ohne Probleme bei festem Shampoo. Der Nachteil: Es steckt viel Palmöl darin, worunter bei manchen Haaren die Kämmbarkeit etwas leiden kann. Eine Spülung schafft dann Abhilfe.

Roggenmehl-Shampooersatz

5 Esslöffel Roggenmehl
300 ml Wasser
(Zitronensaft oder Apfelessig)

Roggenmehl und Wasser vermischen und glatt rühren. Das Shampoo kann sofort verwendet werden. Nach dem Auswaschen empfiehlt sich eine saure Rinse aus 1 l Wasser und 1 Esslöffel Zitronensaft oder etwas Apfelessig. Die Rinse wird nicht mehr ausgespült und sorgt dafür, dass sich die Schuppenschicht auf dem Haar schließt.
Eine Haarwäsche mit Roggenmehl ist günstig, pflegend und besonders für empfindliche Kopfhaut geeignet.

No-Poo-Methode

Der Begriff kommt aus dem Englischen und bedeutet, dass man bei der Haarwäsche komplett auf Shampoo verzichtet. Man wäscht die Haare nur mit Wasser. Es wird einige Wäschen dauern, bis sich Haare und Kopfhaut daran gewöhnt haben, ohne Shampoo gesäubert zu werden. Doch gerade bei Kindern hat sich herausgestellt, dass No-Poo gut funktioniert, weil deren Haare vorher seltener und mit weniger Synthetik gewaschen wurden.

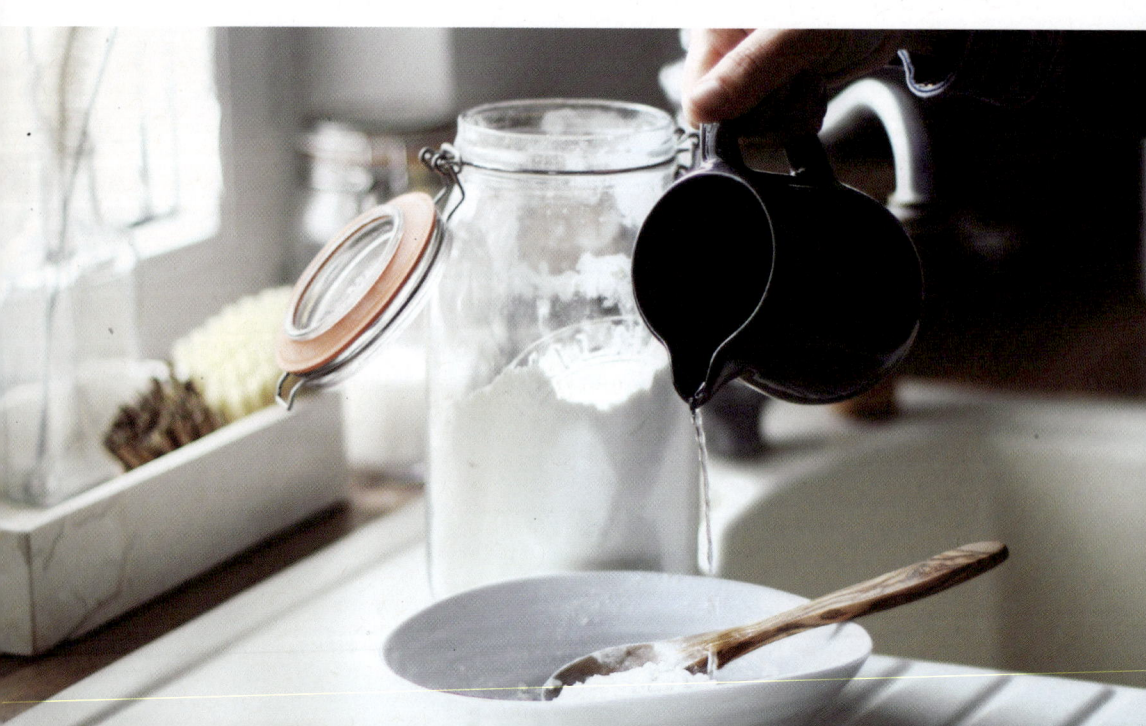

Spülung

Statt herkömmlicher Haarspülungen können Sie zu jedem Pflanzenöl greifen. Bewährt haben sich vor allem Kokos- und Olivenöl: Massieren Sie das Öl in die Spitzen (nicht in den Ansatz), und lassen Sie es kurz einwirken. Danach entweder noch mal mit Seife aufschäumen und ausspülen oder nur mit Wasser nachspülen.

Haarkur

1 EL geraspelte Olivenölseife
1 TL Olivenöl
1 TL Honig
100 ml Wasser

Alle Zutaten zusammen in einen Topf geben und leicht erhitzen. Dabei umrühren, sodass eine homogene Masse entsteht. Die fertige Kur kann in eine leere Shampooflasche oder einen Pumpspender gefüllt werden.
Zur Anwendung die Kur auf die nassen Haare auftragen und 5 bis 10 Minuten einwirken lassen. Anschließend Haare wie gewohnt waschen. Diese Haarkur eignet sich übrigens auch als Ersatz für Duschgel!

Trockenshampoo

1 EL Luvos Heilerde
1 TL Maisstärke

Die Zutaten in ein Schraubglas geben und gut schütteln. Verteilen Sie ein wenig Pulver in den Handflächen und massieren Sie es in den Ansatz. Noch besser: Tragen Sie das Pulver mit einem Puderpinsel auf, so lässt es sich besser verteilen. Ein Auskämmen ist nicht nötig. Überschüssiges Fett wird durch das Trockenshampoo aufgenommen und gebunden – damit rücken Sie dem fettigen Haaransatz zu Leibe und können die Haarwäsche um mindestens 1 Tag verschieben.

Hautpflege – schön ohne Schadstoffe

Unsere Haut braucht nicht täglich Unmengen an Lotion, um sich weich anzufühlen und nicht auszutrocknen. Lassen Sie Ihre Haut atmen! Sie werden staunen, wie schnell sie sich daran gewöhnt. Wer seine Haut zusätzlich verwöhnen möchte, findet hier einige schnelle Rezepte.

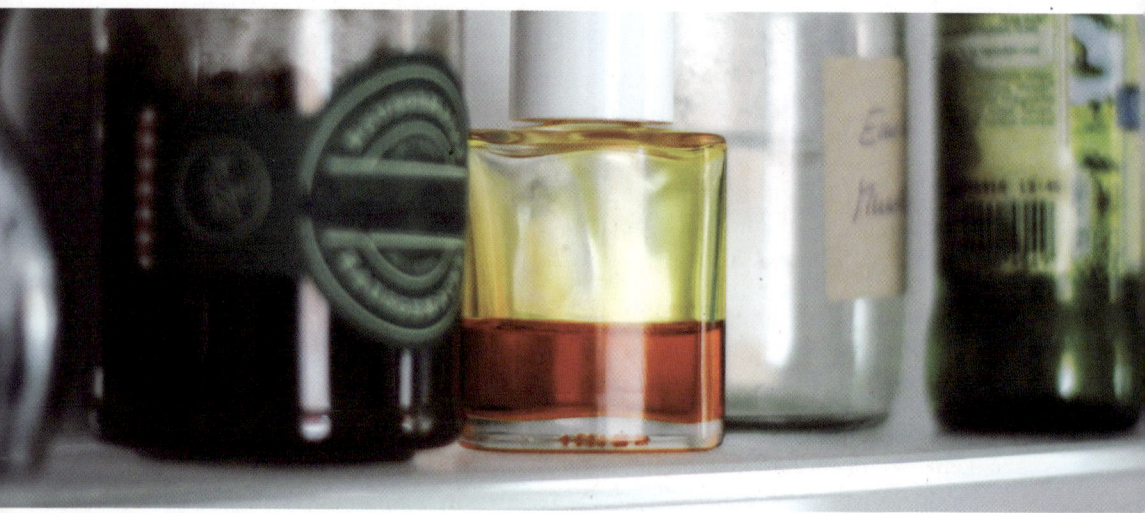

Gesichtspflege

    200 ml Olivenöl
    1 Karotte

Schneiden Sie die Karotte in Stücke und lassen Sie diese 2 Wochen in Olivenöl ziehen. Danach abseihen und in eine Flasche umfüllen. Für frischen Duft sorgen einige Tropfen Zitronenöl. Schneller geht es, wenn Sie die Karotte 20 Minuten vorsichtig im Olivenöl auf niedriger Flamme köcheln lassen. Nach dem Abkühlen kann das Öl direkt abgeseiht werden.

Schnelle Bodylotion

Sie ersparen sich das Eincremen nach dem Duschen, wenn Sie sich noch unter der Dusche mit Raps- oder Olivenöl einreiben. Danach die Haut nur noch mit dem Handtuch abtupfen.

Bodybutter

1 Tasse Sheabutter
1 Tasse Kokosöl
2 EL Öl (z. B. Jojoba-, Mandel- oder Olivenöl)
  optional: 20 Tropfen ätherisches Öl

Sheabutter und Kokosöl bei niedriger Temperatur in einem Topf schmelzen und abkühlen lassen, bis die Masse fest wird. Dann die restlichen Zutaten hinzugeben und kräftig mit der Küchenmaschine oder dem Handrührgerät aufschlagen. Das Ergebnis sieht aus wie Sahne und fühlt sich auch so an! Die Menge reicht für ein 500-ml-Schraubglas.

Feste Bodylotion

1 Tasse Sheabutter
1 Tasse Kokosöl
1 Tasse Bienenwachs
  optional: 20 Tropfen ätherisches Öl

Sheabutter, Kokosöl und Bienenwachs bei niedriger Temperatur in einem Topf schmelzen, etwas abkühlen lassen und nach Belieben die ätherischen Öle dazugeben. Anschließend in eine Form gießen. So erhalten Sie einen Lotion Bar, also eine feste Lotion. Wenn Sie mit dem Stein über die Haut reiben, sorgt die Körpertemperatur für einen zarten Schmelz.

Körperpeeling

2 EL Kokosöl
1 TL Sheabutter
2 TL Orangenöl
3 EL feines Salz oder Zucker

Alle Fette im Wasserbad schmelzen und verrühren. In einem kleinen Schraubglas (200 ml) etwas abkühlen lassen und Salz oder Zucker einrühren. Das Ergebnis ist ein halbfestes Peeling, das die Haut wunderbar weich macht.

Deo-Stein

Es gibt bereits zahlreiche Hersteller, die auf den Einsatz gefährlicher Aluminiumsalze in Deos verzichten. Und selbst im Handel bekommt man Deodorants, die ohne Plastikverpackung auskommen. Mir war es jedoch wichtig, selbst ein Deo herzustellen, das simpel, aber wirksam ist.

2 EL Bienenwachs
2 EL Kokosöl
2 EL Sheabutter
2 TL Zitronenöl
1 TL Backpulver
3 TL Maisstärke

Zunächst das Bienenwachs im Wasserbad schmelzen. Anschließend bei niedrigerer Temperatur Kokosöl und Sheabutter dazugeben und ebenfalls schmelzen. Die Schüssel aus dem Wasserbad nehmen und Zitronenöl, Backpulver und Maisstärke einrühren, bis eine homogene Masse entsteht. Die Flüssigkeit in eine oder mehrere Formen gießen und – am besten im Kühlschrank – aushärten lassen. Das feste Deo wird einfach unter die Achseln gerieben.

Wie lange sind die selbst gemachten Kosmetikprodukte haltbar?
Als Faustregel gilt: Pudrige Substanzen halten mehrere Jahre. Produkte mit Alkohol und ätherischen Ölen halten etwa 1 Jahr, wenn sie kühl und dunkel gelagert und gut verschlossen werden. Ölhaltige Substanzen können schnell ranzig werden, wenn sie häufig mit Sauerstoff in Berührung kommen. Sie sollten deshalb in Behältern mit enger Öffnung aufbewahrt und lieber in kleineren Mengen hergestellt werden.

Zahnpflege – weniger Plastik, weniger Müll

Von der Bürste bis zur Zahncreme: Für die Zahnpflege ohne Plastik gibt es bereits viele Alternativprodukte. Diese sind zum Teil etwas teurer als herkömmliche Artikel, aber auch gesünder und umweltfreundlicher.

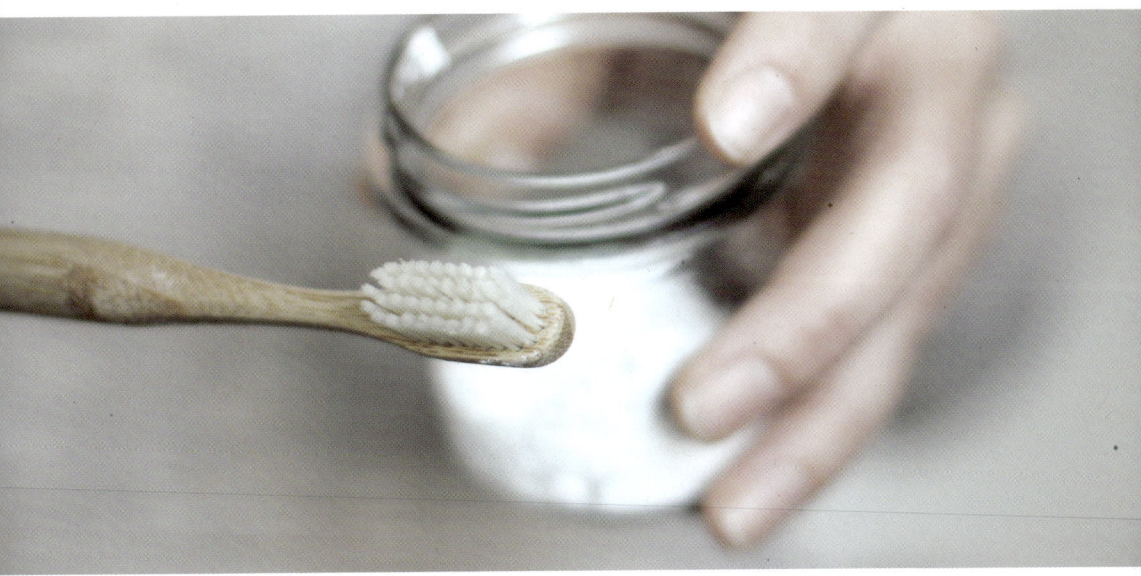

Zahnbürsten

Bürsten aus Buchenholz haben meist Borsten aus Schweine- oder Dachshaar. Beides ist für Veganer ungeeignet, überzeugt aber auch Fleischesser nicht. Zudem äußern Experten Bedenken, weil Tierborsten hohl sind und sich dort Bakterien ansiedeln können.

Der größte Nachteil von Bambuszahnbürsten hingegen ist die lange Anreise. Bambus wird überwiegend in Asien angebaut, dafür wächst er sehr schnell nach. Die Borsten von Bambuszahnbürsten bestehen bei einigen Herstellern aus Nylon, bei einigen aus Kunststoff, bei anderen aus Bambusviskose, die auch nicht ganz ohne Zusatz von Synthetik auskommt. Achten Sie beim Kauf deshalb auf ein nachhaltiges Firmenkonzept. So hat sich etwa das Hamburger Unternehmen Hydrophil dem Schutz von Gewässern verschrieben. Sidco achtet auf den nachhaltigen Anbau von Bambus. Beide Hersteller haben Zahnbürsten für Kinder und Erwachsene im Sortiment.

Happybrush

Wer nicht auf seine elektrische Zahnbürste verzichten möchte, kann zumindest bei der Verpackung viel Plastik sparen. Die Aufsteckbürsten kosten nur 2,50 Euro pro Stück und werden ohne Kunststoff in kleine Kartons verpackt.

Denttabs

Als Ersatz für Zahncreme bieten Unverpackt-Geschäfte und Onlinehändler Zahnputztabletten an. Sie bestehen aus Zellulose und kommen dem Geschmack handelsüblicher Zahnpasta sehr nah. Man zerkaut sie, bevor man mit dem Putzen beginnt.

Zahnsalz

Wer den salzigen Geschmack (v)erträgt, kann zu Zahnsalz im Glas greifen. Es besteht meist aus gereinigtem Meersalz, das teilweise mit Kräutern versetzt wird.

Zahncreme

Villa Lavanda hat eine Zahncreme im Sortiment, die dem, was wir aus dem Drogeriemarkt kennen, stark ähnelt. Bei der ersten Bestellung kann man einen (Kunststoff)-Pumpspender kaufen, der immer wieder verwendet werden kann.

Selbst gemachte Zahncreme

> 1 EL Kokosöl
> 1 TL Xylit
> 1 TL Calciumcarbonat
> 20 Tropfen Pfefferminzöl

Kokosöl erwärmen und alle weiteren Zutaten hinzugeben. Gut verrühren und in ein Schraubglas füllen. Zur Entnahme eignet sich ein Espressolöffel oder ein Holzspatel. Die Zahncreme wird während des Abkühlens fest, kann bei Hitze aber auch wieder schmelzen.

Badezusätze – gut für Haut & Umwelt

Badezusätze sind oft voll mit Stoffen, die wir eigentlich nicht an unsere Haut lassen möchten. Als Konservierungsmittel dienen Parabene, die auf den Hormonhaushalt wirken. Synthetische Duftstoffe können Allergien hervorrufen, und Acrylate Cross-polymere sorgen als »flüssiges Plastik« für die cremige Konsistenz. Sparen Sie sich das Geld für teuren Badeschaum, und greifen Sie zu einfachen, hautverträglichen und umweltfreundlichen Alternativen!

Milk-and-Honey-Bad

> 200 ml Milch
> 1 EL Honig

Das ist der Badezusatz für Eilige: Milch erwärmen und Honig einrühren. Die Mischung ins Badewasser kippen. Noch einfacher und schneller geht es mit 1 Esslöffel Olivenöl in der Milch.

Badeseife

1 bis 2 Esslöffel geriebene Olivenölseife ins Badewasser geben. Die Seife löst sich auf und pflegt die Haut.

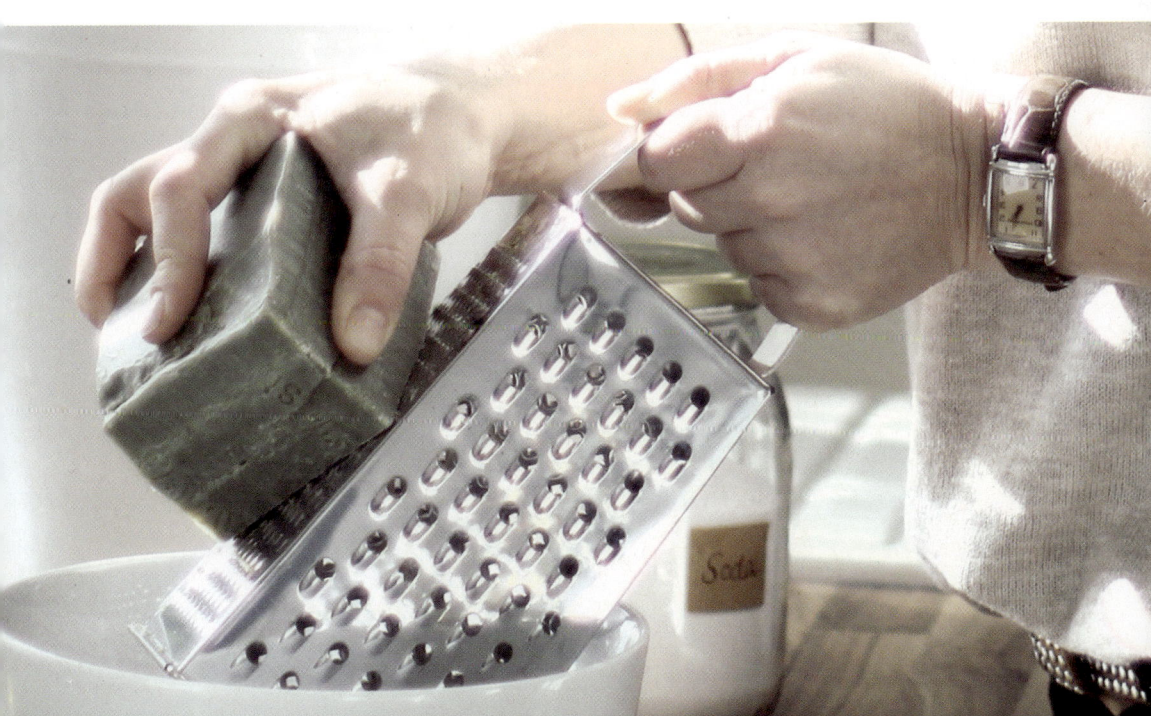

Badesalz

100 g Meersalz
20 g Maisstärke
1 EL Rote-Bete-Pulver als Färbemittel
20 Tropfen ätherisches Öl

Alle Zutaten mischen und in ein Glas füllen. Je nach Belieben bis zu 5 Esslöffel davon in die Wanne geben.

Kastanienbad

2 EL Kastanienmüsli (siehe S. 55)
200 ml heißes Wasser

Die klein gehackten Kastanien mit dem Wasser in ein kleines Schraubglas geben und 3 bis 6 Stunden ziehen lassen. Den Sud abseihen und ins Badewasser gießen.
Der Kastaniensud hilft übrigens als Beinspülung, Fußbad oder Wickel auch bei geschwollenen Beinen und Armen. Er rückt außerdem trockener Haut zu Leibe und kann bei Schuppenflechte und Neurodermitis helfen.

Kräuterbad

Ein Teesieb mit Thymian und Majoran im Badewasser sorgt für freie Atemwege. Optional können einige Tropfen Eukalyptusöl hinzugegeben werden. Der Duft von Zitronenöl hilft bei Stress.

Beauty-Bad

Für alle, die mit schlechter Haut zu kämpfen haben, eignen sich Kamille und Salbei im Badewasser. Verwenden Sie getrocknete Kräuter oder Tee, und lassen Sie sie für etwa 10 Minuten in der heißen Wanne oder einer Tasse ziehen.

Make-up – natürlich schön ohne Synthetik

Wer sich schminken will und trotzdem keine Kunststoffe verwenden möchte, kommt ums Selbermachen meist nicht herum. Die Lösungen sind allerdings einfach herzustellen und sparen zudem jede Menge Geld.

Foundation

Ich bin vom Markenprodukt auf eine Foundation eines Naturkosmetikherstellers umgestiegen, die im Glas verkauft wird. Erhältlich sind gute und mikroplastikfreie Artikel in jedem Drogeriemarkt oder in Bioläden.

Gesichtspuder

> 1 EL Luvos Heilerde
> 1 TL gemahlene Tonerde, weiß

Die beiden Zutaten werden in einem Glas mit weitem Hals oder einer alten Puderdose gemischt und mit dem Pinsel entnommen.

Rouge

> 1 EL Heilerde
> 1 TL gemahlene Tonerde
> 1 TL Rote-Bete-Pulver, z. B. von Lacross im Glas erhältlich
> > *optional:* etwas Kakaopulver für anderen Farbton hinzugeben

Die Zutaten werden in einem Glas mit weitem Hals oder einer leeren Dose gemischt und mit dem Pinsel entnommen.

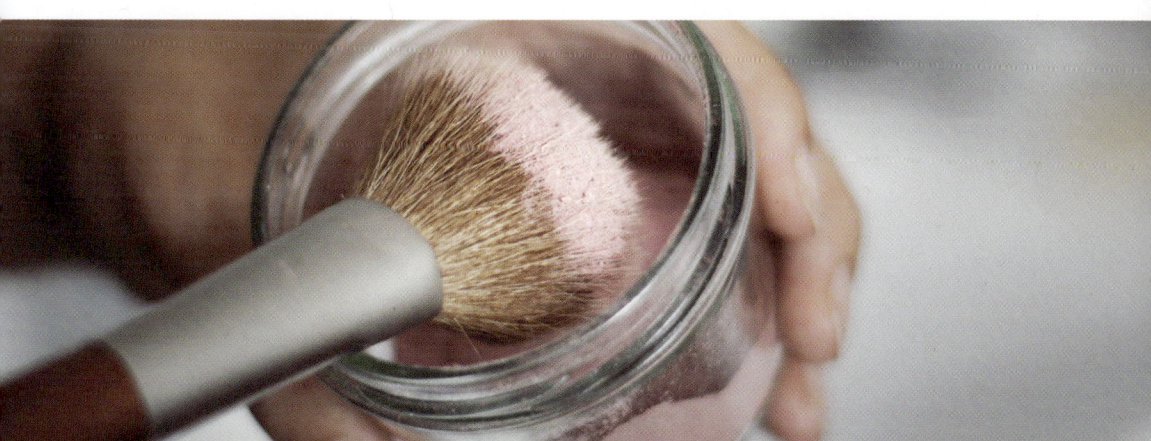

Mascara

5 g Bienenwachs
½ TL Sheabutter
1 TL Kokosöl
½ TL Pfeilwurzpulver oder Maisstärke
½ TL Gummi arabicum *(optional)*
10 g Aktivkohle

Schmelzen Sie Bienenwachs, Sheabutter und Kokosöl in einer kleinen Schüssel im Wasserbad. Rühren Sie dann Stärke und Gummi arabicum ein. Achten Sie unbedingt darauf, die Masse glatt zu rühren, sodass keine Klümpchen entstehen. Am Ende geben Sie das Aktivkohlepulver hinzu. Nun noch einmal ordentlich rühren.

Die Masse erkaltet schnell und wird sehr fest. Sie kann dann in ein kleines Creme- oder Marmeladenglas gefüllt werden. Entnehmen Sie sie mit der Bürste Ihrer alten Wimperntusche. Drogeriemärkte und Parfümerien führen auch Bürstchen aus Holz. Je nach gewünschter Intensität mehrmals auftragen. Streichen Sie mit der Bürste etwas Farbe an den Rand des Glases und streifen Sie einen Teil davon wieder ab, damit die Wimpern nicht verkleben.

Alternativ können Sie Wimperntusche aus 5 Tropfen Mandelöl, etwas Sheabutter und ½ Teelöffel Aktivkohle-Pulver herstellen. Die fertige Mascara wird auch hier in einem kleinen Behälter aufbewahrt.

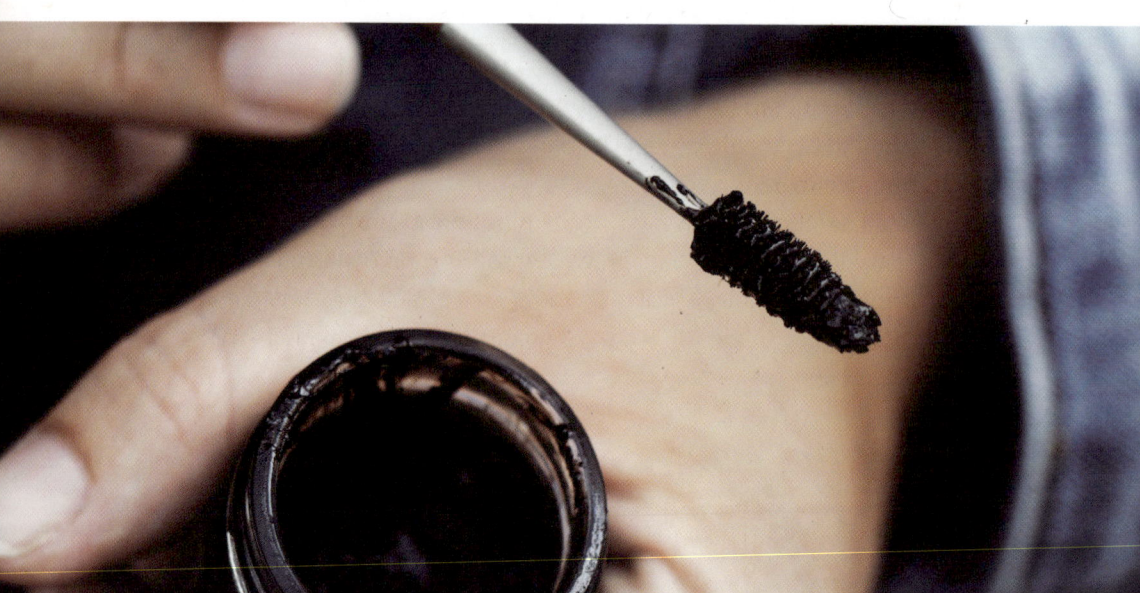

Müllfreie Monatshygiene

Die Periode ist, insgesamt gesehen, so teuer wie ein Kleinwagen: Zwischen dem 14. und 45. Lebensjahr benötigt eine Frau laut Medienberichten 10.000 bis 17.000 Tampons, Binden und Slipeinlagen, die insgesamt rund 16.000 Euro kosten. Geld, das für Produkte ausgegeben wird, die nur kurz genutzt werden und schnell im Müll landen.

Doch die Monatshygiene bringt nicht nur einen riesigen Müllberg, sondern auch Schadstoffe mit sich. Öko-Test fand in 2 von 15 getesteten Tamponmarken die krebsverdächtige Substanz Formaldehyd in einer Konzentration, die im Körper nichts zu suchen hat. Sie gelangt über die Plastikfolie, mit der jeder einzelne Tampon eingepackt ist, in das Produkt. Zudem waren zehn Produkte mit Bleichmittel-Rückständen belastet. In den Verpackungen und Folien von Binden stecken häufig Weichmacher und synthetische Farb- oder Duftstoffe. Zudem fand das Forscherteam einer argentinischen Universität 2015 heraus, dass 85 Prozent der Produkte mit dem Unkrautvernichtungsmittel Glyphosat belastet sind.
Beunruhigende Zahlen, die unsere Aufmerksamkeit verdienen, denn über die Schleimhaut der Vagina werden Chemikalien schneller aufgenommen und gelangen in den Blutkreislauf. Krebs, Fruchtbarkeitsstörungen und Allergien können die Folge sein. Angaben zu den Inhaltsstoffen auf der Verpackung gibt es nicht, da weltweit keine Kennzeichnungspflicht gilt. Weniger belastet sind Tampons und Binden aus Biobaumwolle. Allerdings lösen sie das Müllproblem nicht, das durch die Monatshygiene entsteht.

Menstruationskappe/-tasse

Menstruationskappen sind kleine Kelche aus medizinischem Silikon, die ähnlich wie Tampons eingeführt werden. Medizinisches Silikon enthält zwar Mineralöle, ist jedoch sehr viel hochwertiger als beispielsweise Silikon-Backformen. Die nahezu auslaufsicheren Kappen fangen das Blut auf und werden auf der Toilette entleert. Es gibt sie in verschiedenen Größen ab ca. 15 Euro im Handel. Eine Kappe ersetzt dabei rund 200 Tampons pro Jahr. Größtes Plus: Die Kappe kann bis zu 12 Stunden im Körper verbleiben, ständiges Ausleeren ist nicht nötig. Gereinigt wird die Kappe durch einfaches Auskochen. Weitere Informationen und Onlineshop unter:
ⓘ **www.erdbeerwoche.com**

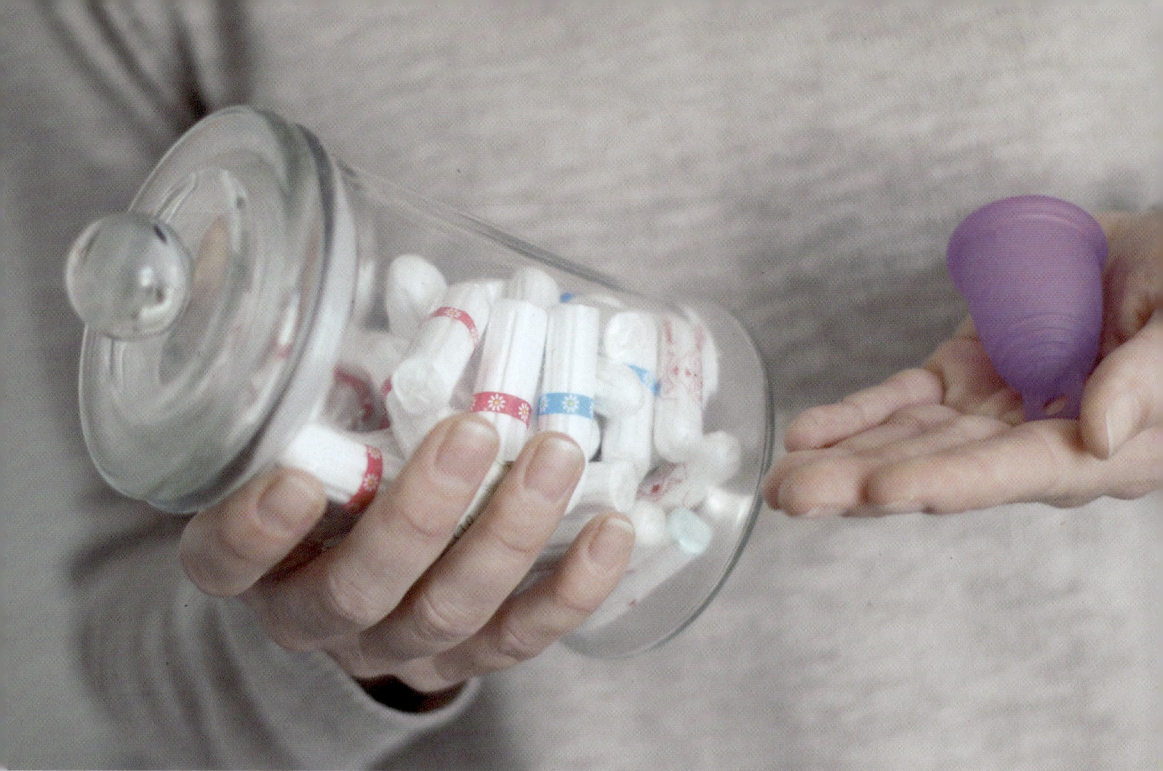

Stoffbinden

Slipeinlagen und Binden gibt es auch aus waschbarem Baumwollstoff. Gerade für leichtere Tage ist das für viele Frauen eine angenehme Lösung, sie dienen aber auch als zusätzlicher Schutz bei starker Blutung. Gereinigt werden Stoffbinden durch eine 60-Grad-Wäsche in der Waschmaschine. Für unterwegs empfiehlt es sich, immer eine kleine Tasche oder Dose dabeizuhaben, um die gebrauchte Einlage darin aufbewahren zu können. Alte, luftdichte Plastikdosen eignen sich hierfür gut. Weitere Informationen und Onlineshops: ⓘ **www.easy-days.com**, ⓘ **www.blumenkinder.eu** und ⓘ **www.dawanda.de**

Naturschwämmchen

Levantiner-Schwämmchen gehören zu den ältesten Menstruationsartikeln, sind ein rein natürliches Produkt und ähneln dem Tampon wohl am meisten. Erhältlich sind sie in verschiedenen Größen für schwache und starke Tage. Größtes Plus: Sie passen sich der Körperform an, sind sehr flexibel und stören deshalb kaum. Gereinigt werden sie durch Einlegen in Essigwasser.

Männerpflege – plastikfrei & simpel

Auch Männer achten auf ihr Äußeres, und auch Männer möchten dabei auf Plastik verzichten. Die Produkte selber herzustellen ist vielleicht nicht jeder Manns Ding, oder es fehlt schlichtweg die Zeit. Deshalb gibt es hier zusätzlich zu den Rezepten auch einige Kauftipps.

Hair and Body

Für Haar- und Hautreinigung können natürlich auch Männer auf Olivenölseife oder eine Haarseife zurückgreifen. Bei der Benutzung einer guten, öligen Seife unter der Dusche benötigt man nicht einmal unbedingt eine Rasiercreme. Die Seife macht die Haut und Bartstoppel schön weich, und der Seifenschaum dient als Rasierschaum. Noch weicher wird's aber mit einer selbst gemachten Rasiercreme!

Rasiercreme

> 2 EL Kokosöl
> 1 TL Sheabutter
> 1 TL Mandelöl

Die Öle im Wasserbad schmelzen und vermengen. Falls gewünscht, kann die Creme mit dem Handrührgerät aufgeschlagen werden. Bewahren Sie sie in einem Schraubglas auf. Die Rasiercreme hinterlässt ein angenehmes Gefühl auf der Haut und macht ein Aftershave überflüssig. Eine weitere Portion auf dem rasierten Gesicht sorgt für Extrapflege.

Kaufalternative: Rasierpulver von plaine. Hergestellt im Allgäu, ist das Rasierpulver vor allem toll für unterwegs. Erhältlich ist es nämlich nicht nur im Karton, sondern auch in kleinen Einzelportionen (Papiersachets). Bei der Produktion wird auf Nachhaltigkeit geachtet. Es handelt sich um Naturkosmetik, verpackt in Papier mit Beschichtung aus Biokunststoff.

Rasierwerkzeug

»Back to the roots« lautet hier das Motto. Der Rasierhobel, wie ihn Opa schon hatte, ersetzt den Einwegrasierer oder die mit den Turbo-Klingen aus Plastik. Wer sich damit rasiert, produziert überhaupt keinen Müll mehr: Die Klingen werden mit dem Weißblech entsorgt, und die Kartons, in die sie eingepackt sind, landen im Altpapier.
Rasierhobel werden in manchen Drogerien, Parfümerien und Unverpackt-Läden angeboten. Es gibt sie komplett aus Metall oder im Material-mix mit Griffen aus Horn oder Holz.
Klingen, die ausschließlich in kleine Kartons verpackt sind, gibt es z. B. von Astra.

Haarwachs

15 g Bienenwachs
15 g Sheabutter
10 g Kokosöl
5 g Mandelöl

Das Bienenwachs im Wasserbad schmelzen, bei niedrigerer Temperatur Sheabutter und Kokosöl hinzugeben und ebenfalls schmelzen. Dann das Mandelöl zugießen und alles gut verrühren. Das noch flüssige Wachs in einem Glas abkühlen lassen. Eine haselnussgroße Menge genügt für ein Styling, das pflegt und formt.

Kaufalternative: Bio-Argan-Haarwachs von Myrto Naturalcosmetics

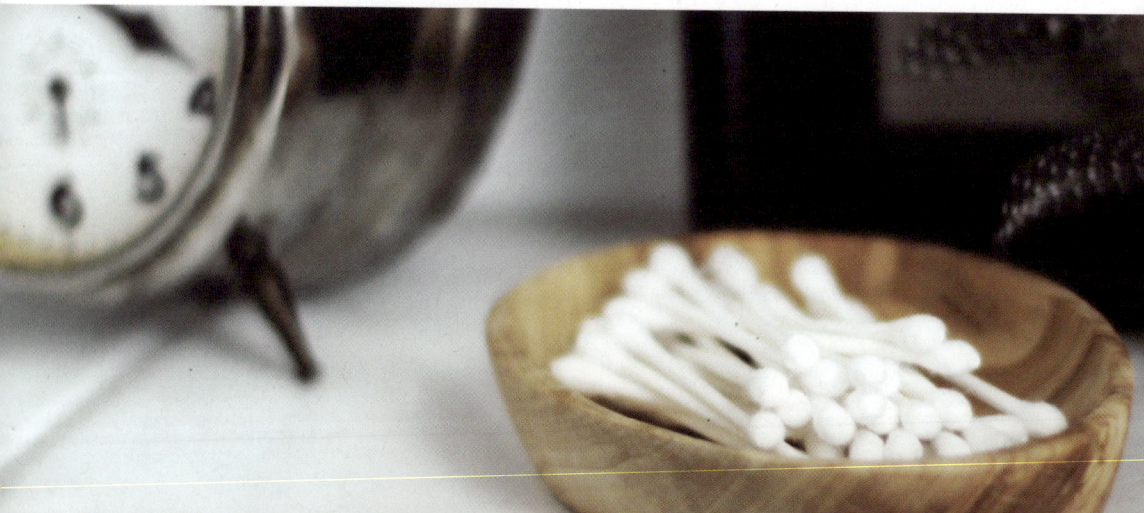

Plastikfreies Badzubehör

In Bad und WC brauchen wir mehr als Schminke, Shampoo und Rasierzeug. Mittlerweile gibt es glücklicherweise vieles fürs Bad auch ohne Plastik.

Abschminkpads

Ich schminke mich mit Wasser und Waschlappen (aus Baumwolle) ab, spezielle Pads brauche ich dazu nicht. Wer dennoch nicht darauf verzichten möchte, kann sich welche nähen (lassen), z. B. aus alten Frotteehandtüchern oder aus Biberbettwäsche. Geht auch: Stilleinlagen. Die gibt es auch in Bioqualität.

Haargummis und -spangen

Haargummis gibt es inzwischen aus Naturkautschuk, z. B. bei ⓘ **www. monomeer.de**. Sie können aber auch alte einzelne Socken in Ringe schneiden. Im Weltladen und online findet man Haarspangen und -klammern aus Holz, Horn und Metall.

Toilettenpapier

Greifen Sie hier ausnahmslos zu Recycling-Klopapier, denn für weißes Papier werden Bäume abgeholzt. Wer auch bei der Verpackung Plastik sparen möchte, kauft auf Vorrat. Einzelblatt-Toilettenpapier ist zwar etwas teurer, man verwendet aber viel weniger davon. Eine vierköpfige Familie verbraucht etwa 14.000 Blatt, also zwei Kartons mit je 36 Packungen, pro Jahr. Ich kaufe Kimberly Clark Kleenex Ultra (KC 8404), weil es aus 100 Prozent Altpapier in Deutschland hergestellt wird und so weite Anfahrtswege entfallen. ⓘ **www.sanhytec.de**

Wattestäbchen

Ohrenstäbchen aus Baumwolle und Papier gibt es schon lange. Hier ist eher die Verpackung das Problem: Das Sichtfenster der Papierschachteln ist häufig aus Kunststoff. Bellawa verzichtet auf die Folie und verwendet stattdessen Pergamentpapier. Hydrophil bietet Wattestäbchen aus Baumwolle und Bambus im Recyclingkarton an, die wasserneutral und unter fairen Bedingungen hergestellt werden.

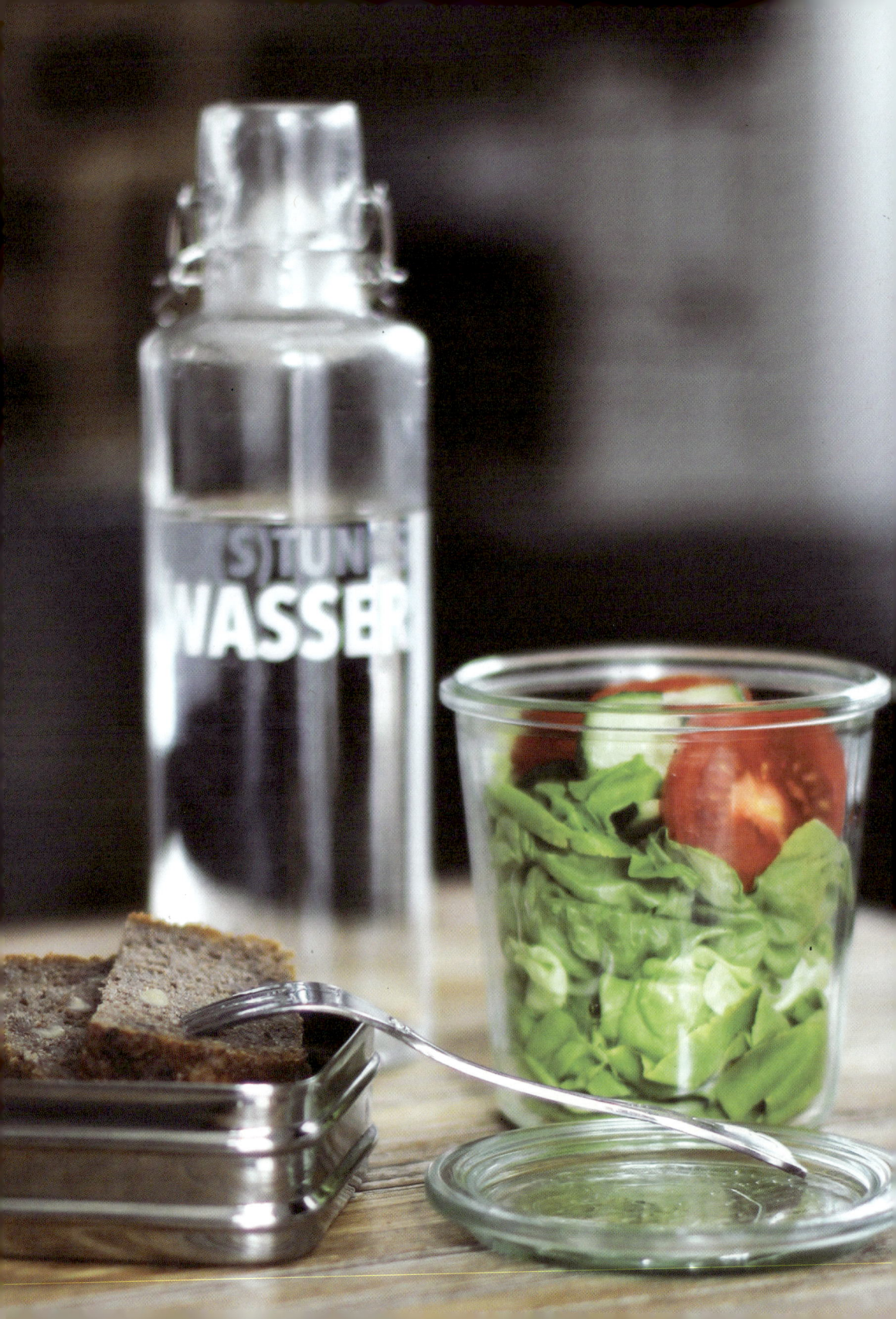

PLASTIKFREI AUSSER HAUS

In Küche und Bad lässt sich Plastik relativ leicht vermeiden. Denn wer für den eigenen Haushalt einkauft, entscheidet selbst, was er haben möchte und was nicht. Außer Haus gestaltet sich das oft schwieriger. Doch auch bei der Arbeit und in der Schule lässt sich einiges ändern. Vorgesetzte, Kollegen und auch Lehrer sind oft erstaunlich offen für Verbesserungsvorschläge.

Weniger Plastik am Arbeitsplatz

In den eigenen vier Wänden Plastik zu sparen ist einfach. Aber was, wenn der Kaffee im Büro aus einer Kapselmaschine kommt und die Milch dafür aus kleinen Einzelverpackungen? Auch Zucker gibt es oft nur in Aufreißpäckchen, die aus mit Kunststoff beschichtetem Papier bestehen. Trauen Sie sich, Verbesserungsvorschläge zu machen! Sicherlich stoßen Sie bei Ihrem Chef auf offene Ohren.

Frisches Wasser statt Getränketank

Große Wasserspender mit stillem Wasser sieht man häufig in Büros und Wartezimmern. Die dazugehörigen Plastikbecher landen nach einem Schluck Wasser im Müll. Das ist pure Verschwendung. Guter Ersatz sind Wasserspender mit direktem Anschluss an die Wasserleitung oder mit großem Tank. Statt der Plastikbecher einfach Gläser danebenstellen. Wassersprudler mit Sauerstoffkartuschen eignen sich ebenso, jedoch sollte sich jemand darum kümmern, dass immer gesprudeltes Wasser bereitsteht. Bei Besprechungen ist ein Krug mit Wasser viel ansehnlicher als öde Plastikflaschen.

Kaffeeautomat statt Kapselmaschine

Gebrühter Kaffee in der Thermoskanne wird nach kurzer Zeit zu kaltem Kaffee. Deshalb stehen in vielen Büros Pad- oder Kapselmaschinen. Diese verursachen jedoch jede Menge Müll. Ein Kaffeevollautomat ist zwar auch aus Kunststoff, brüht aber jede Tasse nur auf Abruf. Er lohnt sich vor allem dann, wenn häufig einzelne Tassen benötigt werden. Es gibt jedoch auch Filterkaffeemaschinen für Einzeltassen.

Flaschenmilch statt Einzelpackung

Kondensmilch gibt es sowohl in kleinen Portionspackungen als auch im Tetra Pak. Beides verursacht viel Müll, der leicht vermieden werden kann. Viele Kaffeetrinker benötigen jedoch gar keine Kaffeesahne, sondern greifen ohnehin lieber zu Frischmilch. Aber auch Kaffeemilch ist in Glasflaschen erhältlich. Wenn diese einen Schraubverschluss haben, bleibt die Milch lange nach dem Öffnen im Kühlschrank frisch.

Rieselzucker statt Aufreißpäckchen

Zucker verdirbt nicht! Es ist somit völlig unnötig, diesen in kleinen Portionspäckchen anzubieten. Zumal es oft vorkommt, dass nicht einmal die ganze Packung geleert wird. Der Rest wird weggeworfen. Deshalb lieber Rieselzucker in Glas- oder Porzellanspender füllen. Das ist hygienisch und spart Müll.

Druckerpatronen sammeln

Über 60 Millionen Toner und Tintenpatronen werden nach Schätzungen des Bundesdeutschen Arbeitskreises für umweltbewusstes Management jedes Jahr in Deutschland verkauft. Fast 90 Prozent davon landen im Müll. Doch leere Druckerpatronen bringen Geld. Große Toner für Laserdrucker werden oft von den Lieferanten zurückgenommen. Den Rest kann man verkaufen. Viele Onlineanbieter recyceln leere Kartuschen, die dann wieder zu neuen Kartuschen verarbeitet werden. Der Erlös wird überwiesen oder kann gespendet werden, z. B. an SOS-Kinderdörfer. Hilfreiche Adressen sind: ⓘ **www.geldfuermuell.de** und ⓘ **www.abfallbringtgeld.de**.

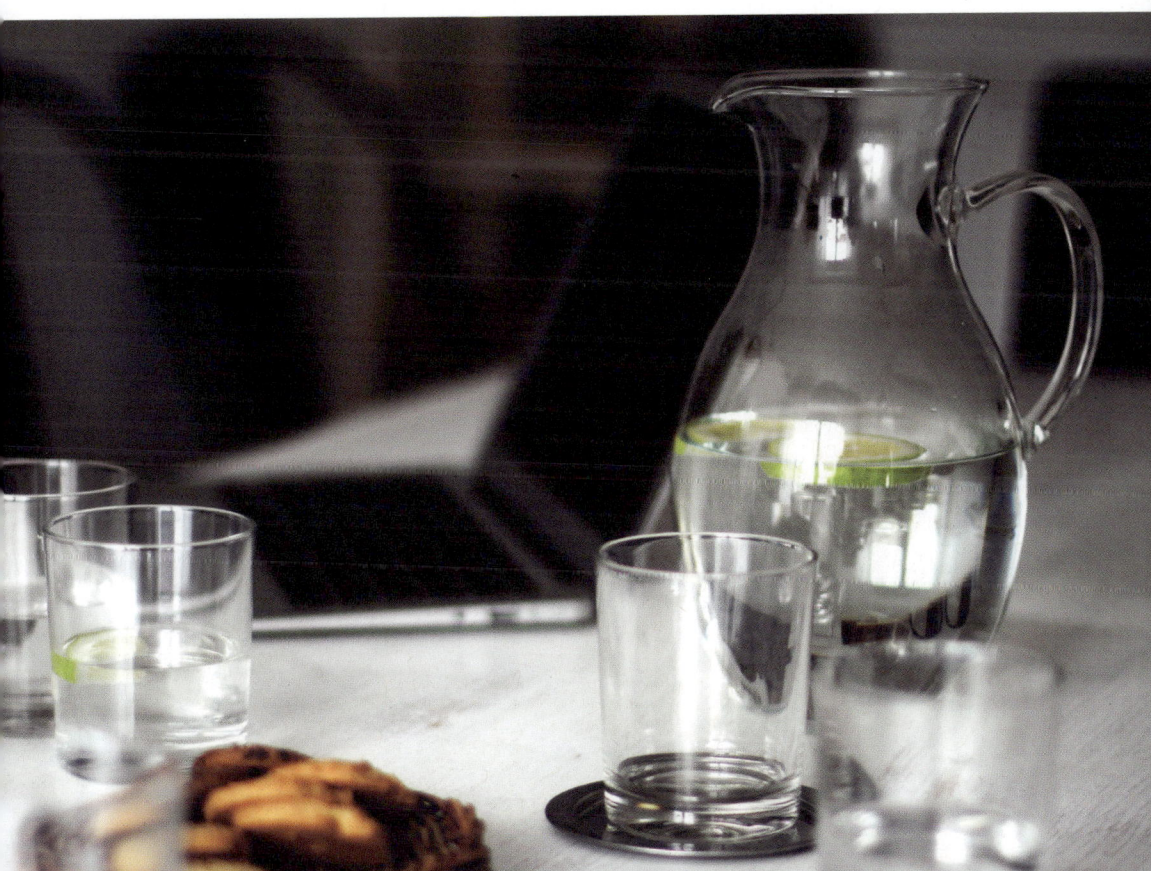

Weniger Plastik in der Schule

Jedes Jahr werden in Deutschland 200 Millionen Schulhefte gekauft. Der Großteil davon wird in Plastikumschläge gesteckt. Hinzu kommen Filzstifte aus Kunststoff, Tintenpatronen, Lineale, Kleber und vieles mehr. Selbst die Schulranzen und Mäppchen sind aus stabilem Plastikgeflecht. Doch der Markt bietet Lösungen, um auch in der Schule die Plastikflut einzudämmen.

Heftschoner aus Karton

Bunte Heftumschläge aus Papier sind nichts Neues. Nur leider überstehen diese oft nicht einmal ein Schuljahr unbeschadet. Der Hersteller minouki bietet eine gute Alternative: Heftschoner aus Recyclingkarton. Sie sind deutlich dicker und stabiler als Umschläge aus Papier – das erhöht auch die Lebensdauer. Man findet sie im Internet unter ⓘ **www.minouki.com**.

Schulbucheinband aus Papier

Lehrer bestehen oft darauf, Schulbücher mit transparenten Plastikeinbänden zu versehen. Das kann man umgehen, indem man auf Transparentpapier setzt. Erhältlich ist es im Schreibwarenhandel in verschiedenen Farben. Das Buchcover ist wie bei der Plastikvariante deutlich zu erkennen.

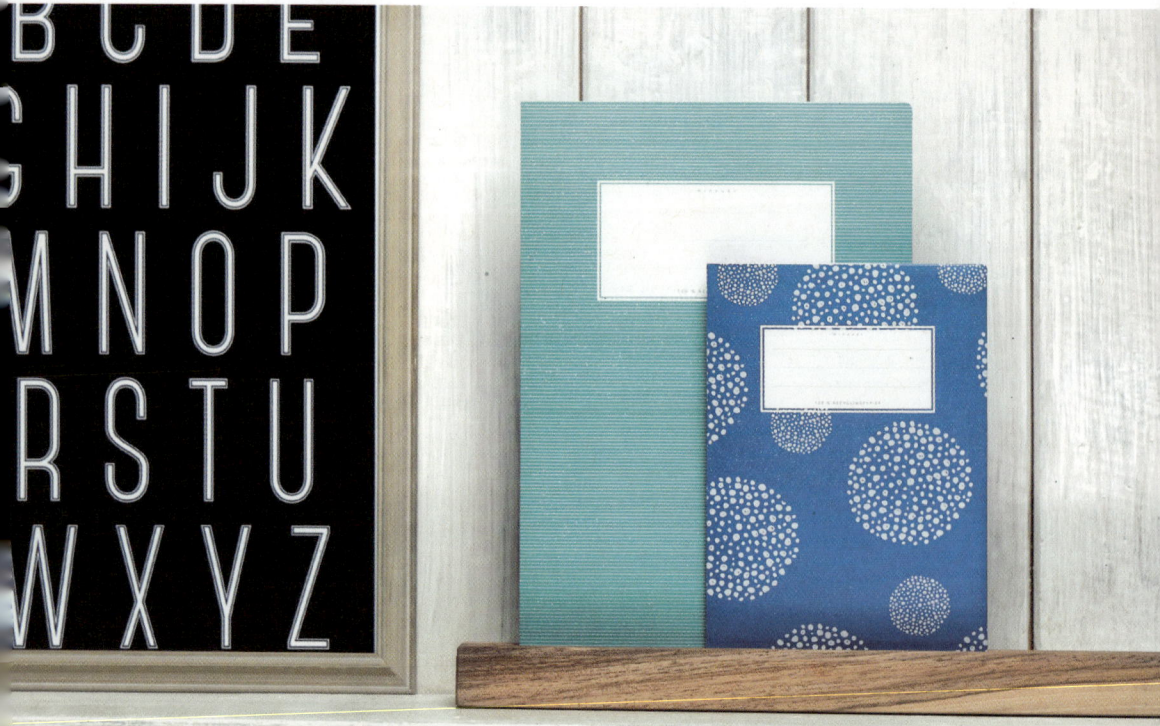

Stifte und Kleber

Textmarker gibt es bereits aus Holz. Kugelschreiber mit Wechselmine sind aus Recyclingpapier und Kunststoff erhältlich. Und auch lösemittelfreie Klebestifte, deren Klebemasse aus ölfreien Rohstoffen besteht, kann man im Schreibwarenhandel kaufen. Die Hülle ist häufig aus recyceltem PET oder pflanzlichen Rohstoffen gefertigt. Beim Kauf von Buntstiften sollten Sie unbedingt auf Holz aus nachhaltiger Waldwirtschaft achten.

Füller und Tinte

Füller gibt es aus Metall, Holz und recyceltem Kunststoff. Tintenpatronen können durch sogenannte Konverter ersetzt werden. Sie setzt man anstelle der Patrone in den Füller ein. Die Tinte kommt aus einem Tintenfass. Pumpkolbenfüller sind oft aus Kunststoff, kommen dafür aber ohne Patronen aus.

Radiergummis

In allen Schreibwarenläden werden sowohl Radiergummis aus Kunststoff, z. B. PVC, als auch aus Naturkautschuk angeboten. Verzichten Sie auf in Plastik verpackte Radiergummis, da die kleinen Verpackungen nicht recycelt, sondern verbrannt werden.

Lineale und Geodreiecke

Wenn ein Lineal nicht transparent sein muss, können Sie eines aus Holz kaufen. Durchsichtige Lineale und Geodreiecke aus Recycling-Kunststoff sind eine gute Alternative zu jenen aus erdölbasiertem Plastik. Wer auf Langlebigkeit setzt, greift zu Geodreiecken aus bruchsicherem Kunststoff.

Schulranzen und Mäppchen

Im Handel werden überwiegend Schulranzen aus Kunststoffgewebe verkauft. Öko-Versandhäuser und kleine Manufakturen bieten Büchertaschen aus Bioleder an. Stabile Rucksäcke gibt es auch aus Baumwolle und Hanf.

→ Papier besteht zwar nicht aus Plastik. Jedoch müssen für Schulmaterialien keine Bäume gefällt werden, wenn Sie ausschließlich auf Recyclingpapier setzen. Nachhaltigen Schulbedarf gibt es bei ⓘ **www.memo.de**, ⓘ **www.schulstart.de** und ⓘ **www.pollypaper.de**.

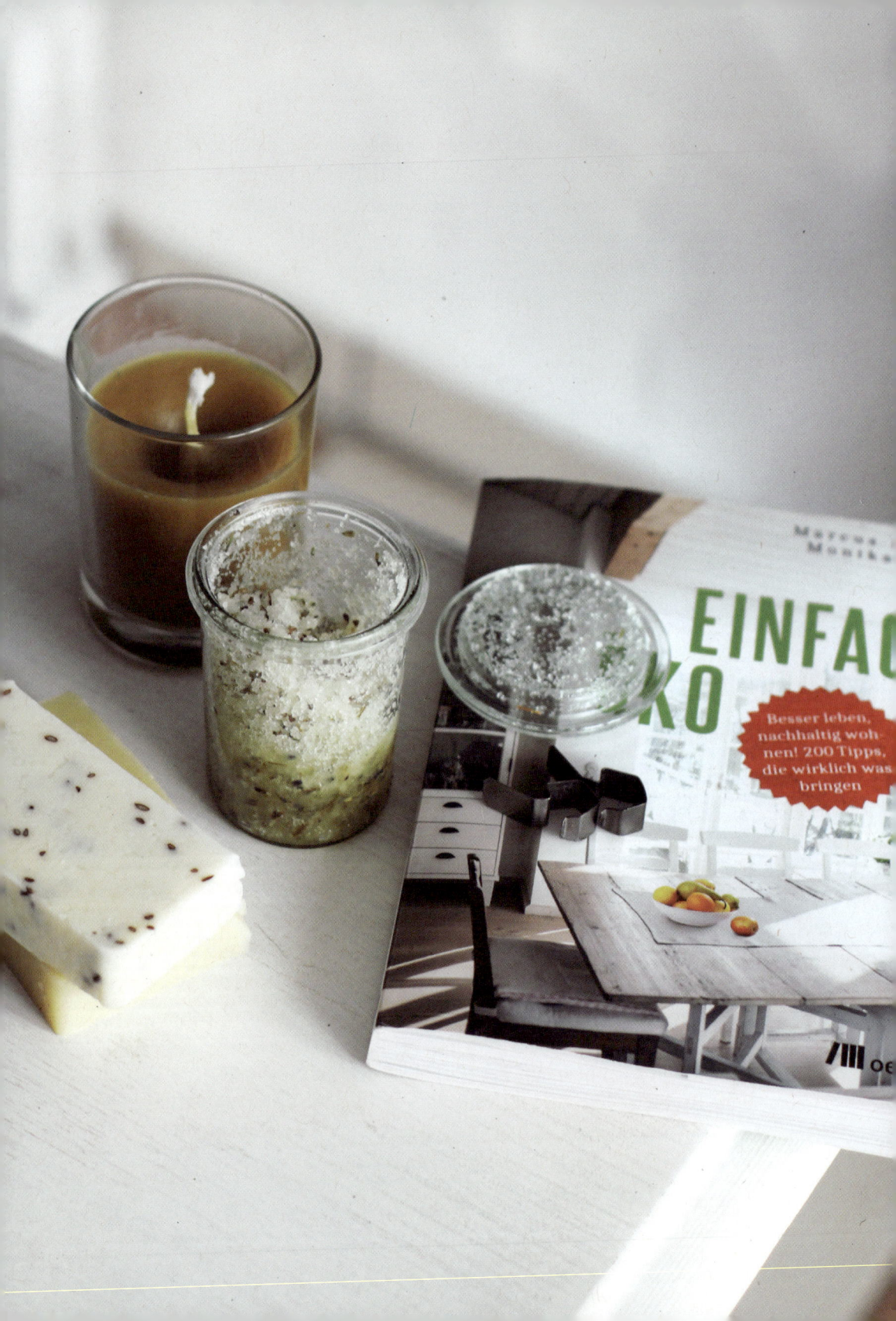

PLASTIKFREI SCHENKEN

Geschenke sollen von Herzen kommen. Deshalb sind individuell zusammengestellte Pakete oder selbst gemachte Kleinigkeiten immer eine gute Idee. Sie können dem Beschenkten aber auch als Anstoß dienen, sein Leben ein wenig besser, plastikfreier und somit umweltfreundlicher zu gestalten. Alternativen zu den Angeboten im Handel gibt es genügend. Man muss sie nur kennen. Lassen Sie sich von meinen Geschenketipps inspirieren.

Schenken und beschenkt werden

Manchmal ist es nicht leicht, das richtige Geschenk für eine bestimmte Person zu finden. Vor allem dann nicht, wenn derjenige kein Interesse an Nachhaltigkeit und Plastikvermeidung hat. Denn leider geht es bei den zahlreichen Anlässen, zu denen Geschenke gemacht werden, oftmals nur noch um viel, schnell und möglichst bunt. Haben Sie keine Angst, sich diesem Trend zu widersetzen.

Wie sag ich's der Verwandtschaft?

Offenheit zahlt sich hier aus. Sagen Sie ruhig, dass Sie keine Plastikspielsachen für Ihre Kinder möchten, oder dass es auch etwas Gebrauchtes sein darf. Sie werden in erstaunte, wenn nicht sogar erschrockene Augen blicken. Aber nur beim ersten Mal. Sie können auch anbieten, die Präsente selbst zu besorgen und sie dann an die Schenker zu verteilen.

Machen Sie's vor

Zeigen Sie doch einfach, wie es anders geht. Schenken Sie Kindern einen Ausflug ins Museum, einen Tag im Freibad oder einem Erwachsenen eine Stadtführung. Dinge, die Sie gemeinsam unternehmen können. Denn nichts ist so kostbar wie Zeit mit Familie und Freunden.

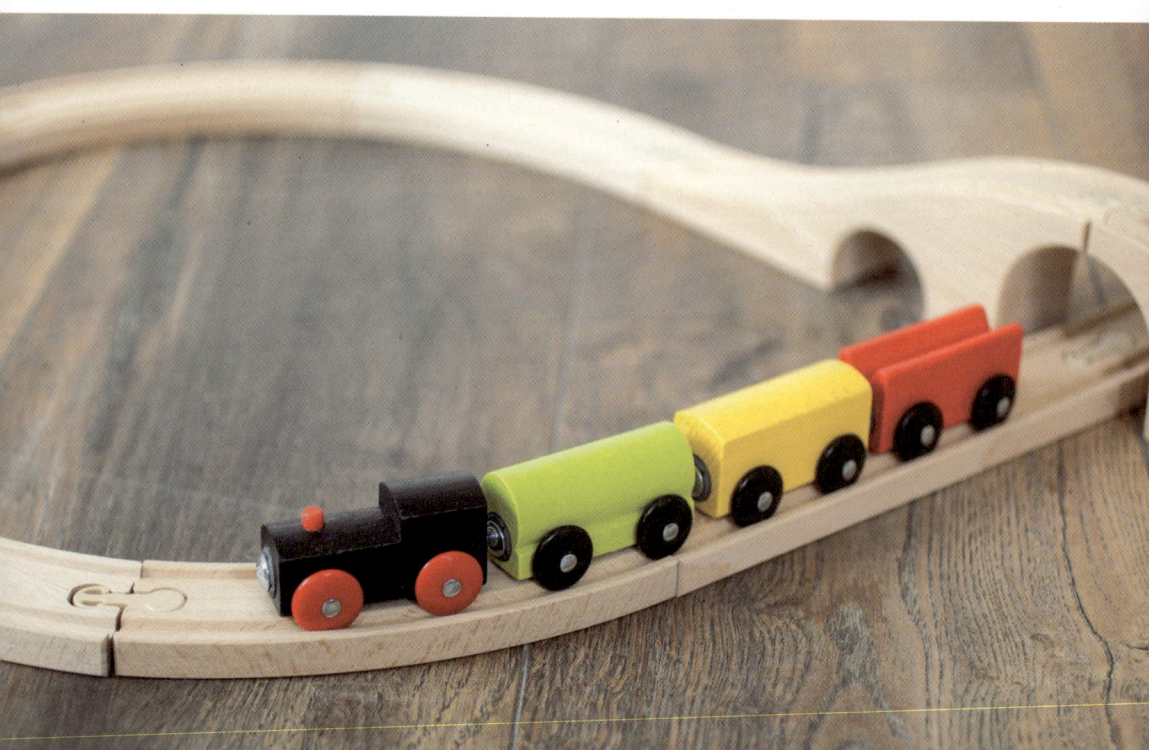

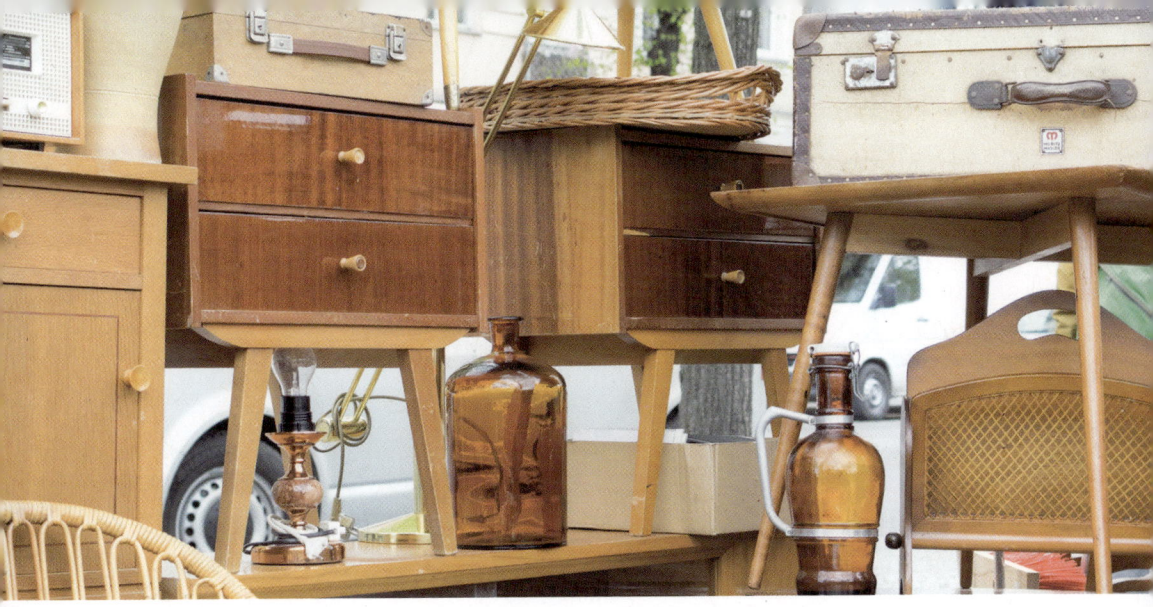

Finden Sie Raritäten

Viele mögen keine gebrauchten Spielsachen, gegen antike Stücke hat aber niemand etwas. Deshalb muss es vielleicht nicht das Puppenbett aus China sein, sondern ein gutes altes Stück, das mit frischem Anstrich und selbst genähter Bettwäsche in neuem Glanz erstrahlt.

Das gilt übrigens auch für Erwachsenen-Geschenke: Alte Zuckerdosen, Brotbehälter oder Stühle dienen als nette Deko-Objekte und schöne Seifen machen sich auf einem alten, kleinen Teller aus Bauernsilber gut.

Verzichten Sie aufs Verpacken

Geschenkpapier wird meist nach einmaligem Gebrauch weggeworfen, ebenso wie die bunten Geschenkbänder aus Kunststoff. Verzichten Sie darauf! Wickeln Sie Präsente in Zeitungspapier oder Stoffreste ein. Als Klebeband kann Paketband aus Papier dienen oder Paketschnur, die es auch unverpackt zu kaufen gibt. Blumen, Selbstgemachtes im Glas, wie Peeling oder Waschmittel, benötigen gar keine Verpackung, um schön auszusehen. Ein Geschenkanhänger aus einer alten Buchseite, befestigt an einer Kordel, ist ebenso nett anzusehen.

Geschenkpaket für Putzteufel

Der Umfang des Geschenkpaketes richtet sich ganz nach Ihrem Budget. Sie können dieses Buch zusammen mit einem Päckchen Seifenflocken verschenken, oder beliebig viele Gegenstände dazupacken. Ein schöner Putzeimer ist ein nützliches Utensil und ist gleichzeitig vielseitig einsetzbar. Umweltfreundliche Wischtücher aus Baumwolle, Seife am Stück oder ein selbst gemachter Reiniger können das Paket abrunden.

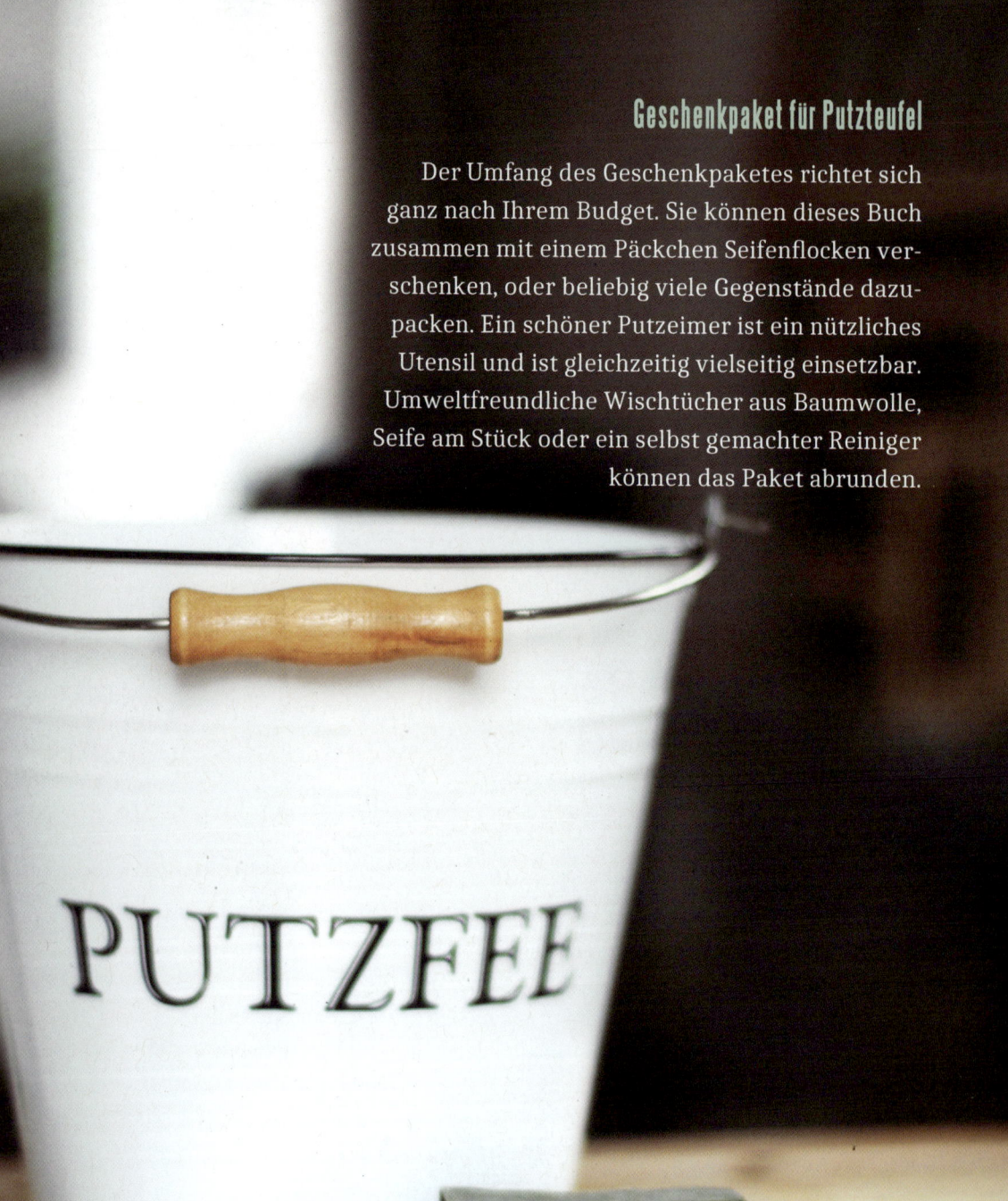

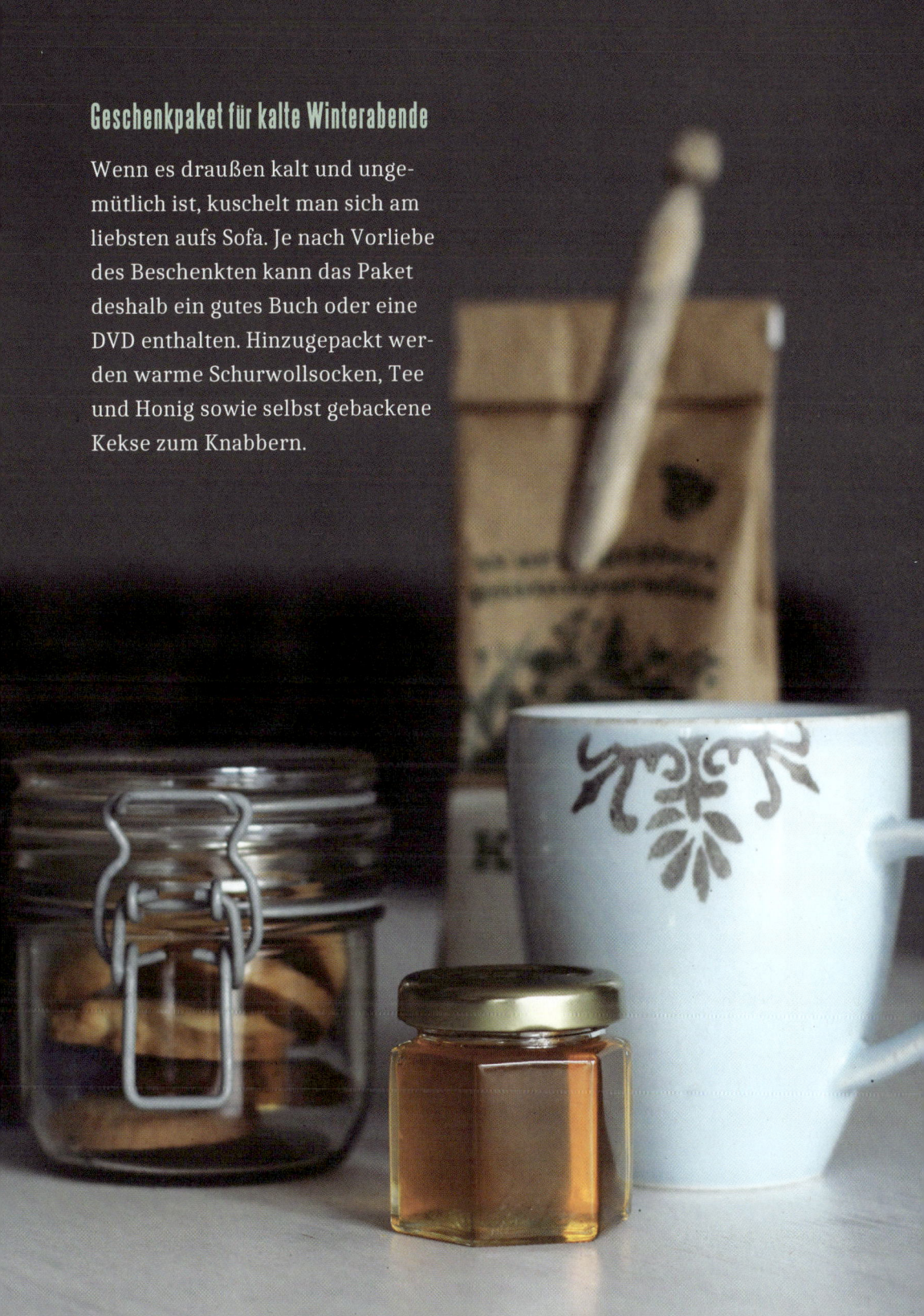

Geschenkpaket für kalte Winterabende

Wenn es draußen kalt und unge-
mütlich ist, kuschelt man sich am
liebsten aufs Sofa. Je nach Vorliebe
des Beschenkten kann das Paket
deshalb ein gutes Buch oder eine
DVD enthalten. Hinzugepackt werden warme Schurwollsocken, Tee
und Honig sowie selbst gebackene
Kekse zum Knabbern.

Geschenkpaket zum Wohlfühlen

Packen Sie hier alles hinein, was zu einem Wohlfühltag dazugehört. Schneiden Sie kleine Etiketten aus alten Buchseiten zum Beschriften der einzelnen Komponenten aus. Eine schöne Wohnzeitschrift oder ein Buch dient der Inspiration, eine gute Duftkerze sorgt für Entspannung, das selbst gemachte Peeling ist fürs Wohlbefinden zuständig und die Seife ist ein wahrer Hautschmeichler. Legen Sie die Präsente in eine Holzkiste, einen Korb oder einen schön verpackten Schuhkarton mit dem Label »Wohlfühlkiste«.

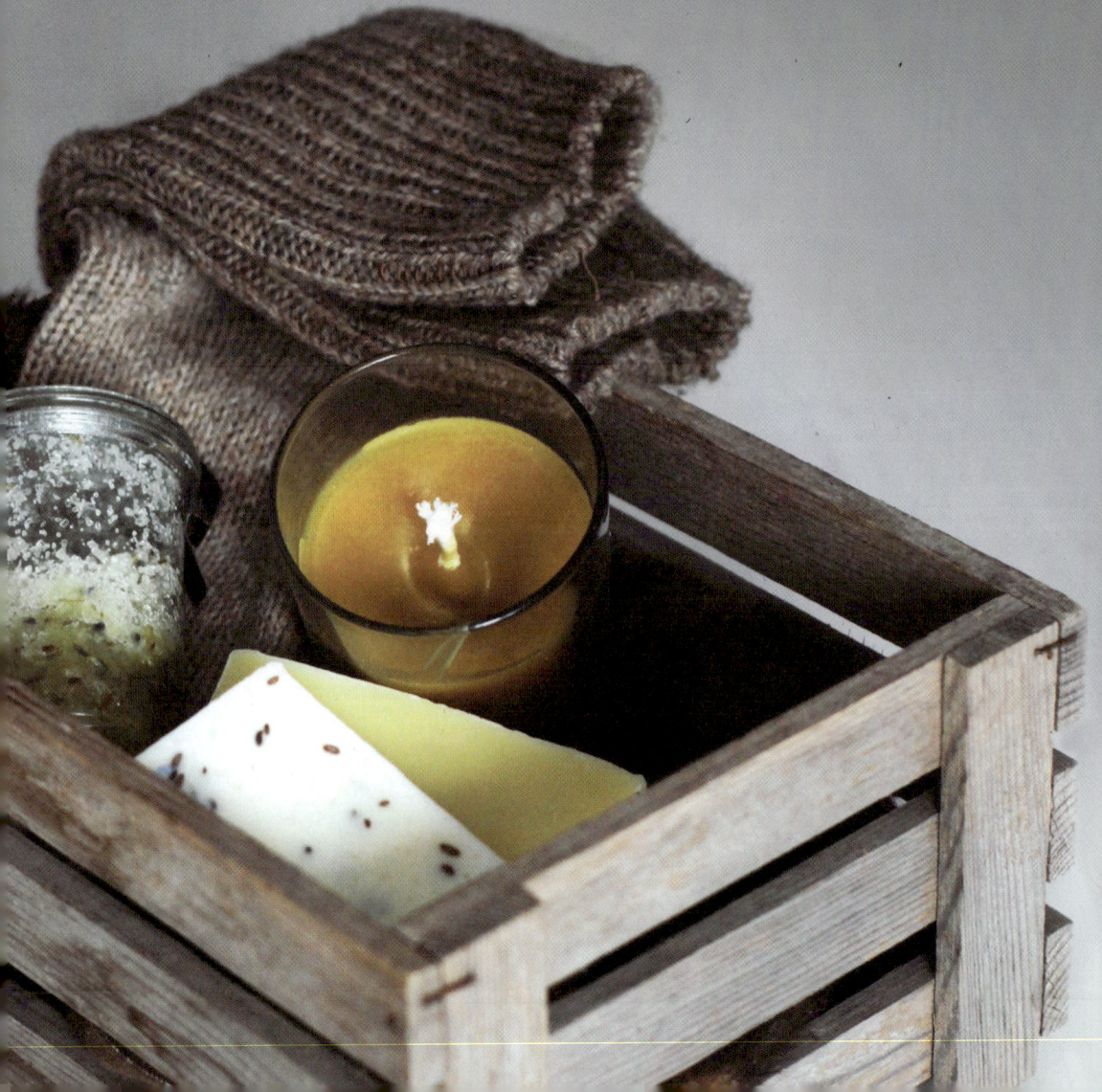

Geschenkpaket für Kinder

Möglichkeiten, Kinder plastikfrei zu beschenken gibt es viele. Eine der schönsten Geschenkideen ist für mich jedoch »Holz-Lego«. Es ist außergewöhnlich, nicht überall erhältlich und sorgt nicht nur bei Kindern für große Augen. Hergestellt werden die Steine von Ronald Feit aus Rosenheim. Früher betrieb er selbst einen Spielwarenladen, doch auch ihm wurde die Plastikflut irgendwann zu viel. Er beschäftigte sich drei Jahre lang mit der Entwicklung von Alternativen zu Spielsteinen aus Kunststoff. Seine CNC-Maschine fräst etwa 30 Steine pro Stunde aus Massivholzplatten. Energiesparend ist die Produktion obendrein: Mit 590 Watt benötigt die Fräse deutlich weniger Strom als eine Filterkaffeemaschine.

Noch sind die Steine überwiegend online erhältlich:
ⓘ **www.cidditoys.de**.

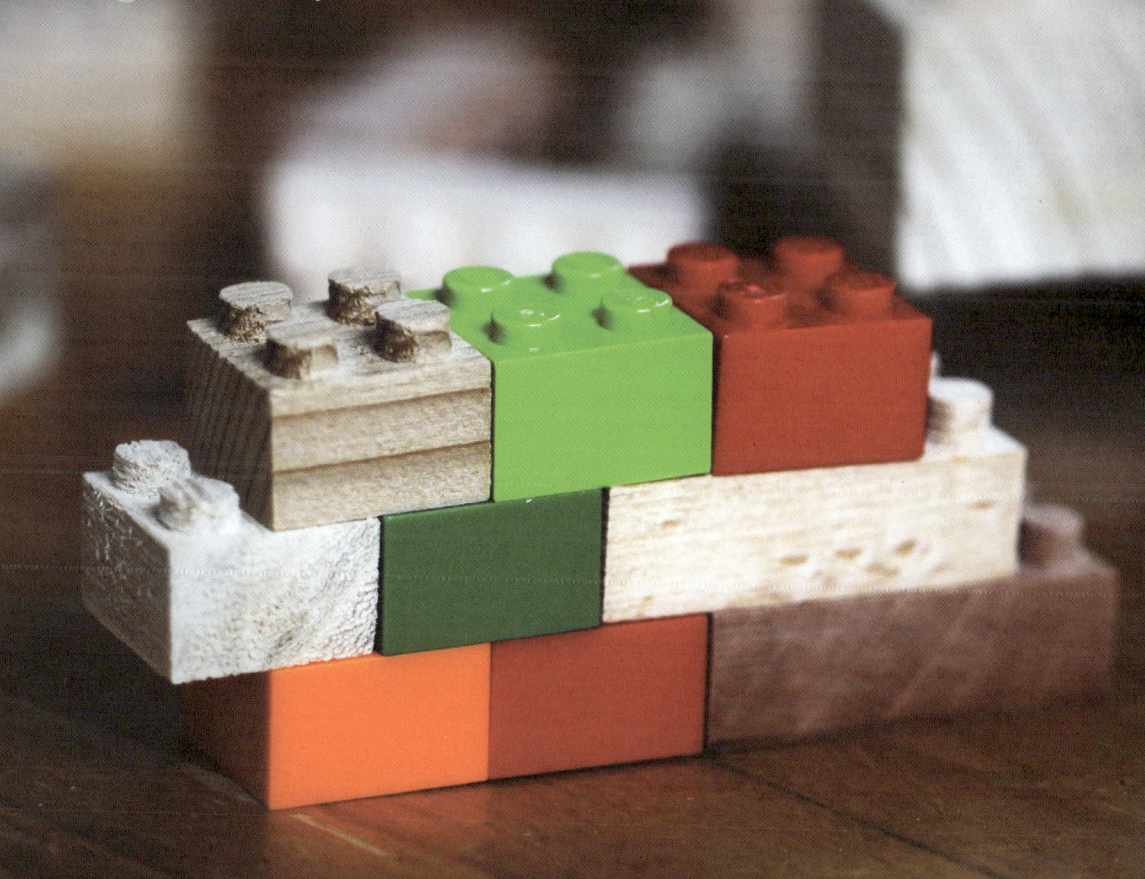

REGISTER

ÜBER DIE AUTORIN

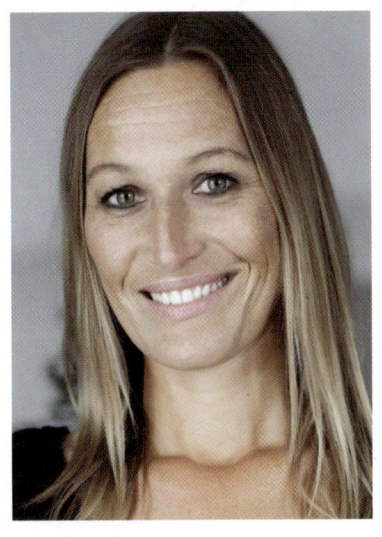

Nadine Schubert lebt mit ihrer Familie im unterfränkischen Landkreis Haßberge. Die ehemalige Radiomoderatorin und Online-Redakteurin lässt das Thema Plastik seit 2013 nicht mehr los. Seither hat sie den gesundheitsschädlichen Stoff aus ihrem Haushalt verbannt und versucht unermüdlich, darauf aufmerksam zu machen, welche Probleme Kunststoffe mit sich bringen.

Auf ihrem Blog »Besser leben ohne Plastik« und in ihrem gleichnamigen Buch zeigt sie, wie der Einstieg in ein plastikfreies Leben problemlos gelingt. Die vielen Begegnungen auf ihren Vortragsreisen und bei ihren Gastauftritten in Fernseh- und Radiosendungen machen deutlich, dass das Interesse an dem Thema enorm ist und viel Aufklärungsbedarf besteht.

In ihrem neuen Buch präsentiert sie nun neue Rezepte, noch mehr Tipps und innovative Anbieter plastikfreier Produkte sowie wertvolles Hintergrundwissen insbesondere zu den Gefahren von Mikroplastik.

Der Kampf gegen Plastik ist ihre Mission. Den Menschen zu zeigen, wie Plastikvermeidung ganz einfach geht, ihr Anliegen. Ein Zurück ins alte Leben mit Plastik ist für Nadine Schubert undenkbar!

ⓘ **www.besser-leben-ohne-plastik.de**

1, 2, 3 – plastikfrei

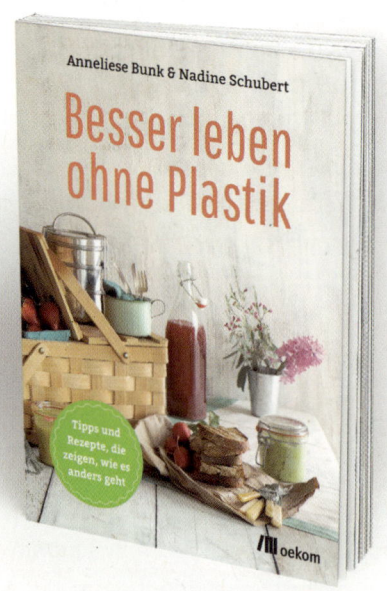

Anneliese Bunk, Nadine Schubert

Besser leben ohne Plastik

oekom verlag, München
112 Seiten, Broschur,
12,95 Euro
ISBN: 978-3-86581-784-6
Erscheinungstermin:
22.02.2016
Auch als E-Book erhältlich

»Niemand muss Plastik kaufen.«

Plastik ist heute buchstäblich überall, selbst in unserer Nahrung und im Trinkwasser. Aber geht es wirklich nicht ohne? Die Autorinnen haben sich diese Frage vor zwei Jahren gestellt – und leben heute annähernd plastikfrei. In ihrem Buch zeigen sie, wie und wo man im täglichen Leben Plastik einsparen und ersetzen kann – angefangen beim bewussten Einkauf bis hin zum Selbermachen von Produkten, die man »plastikfrei« nirgends bekommt. Der ultimative Ratgeber für alle, die ein gesundes Leben mit natürlichen Materialien führen wollen.

oekom.de   DIE GUTEN SEITEN DER ZUKUNFT

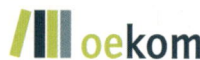

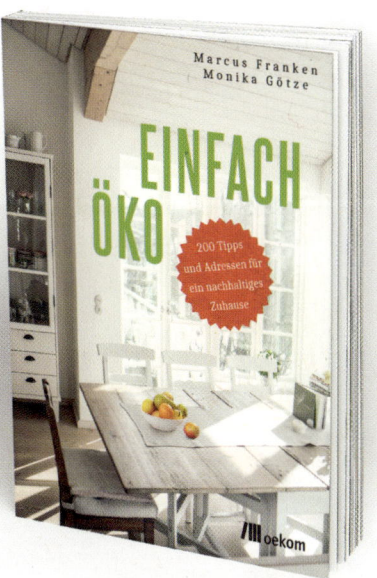

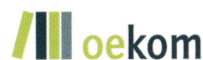

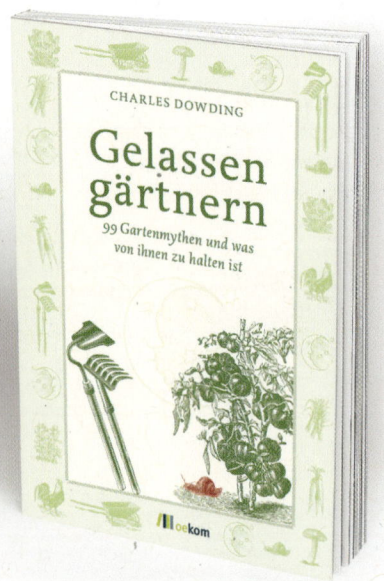

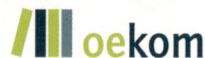

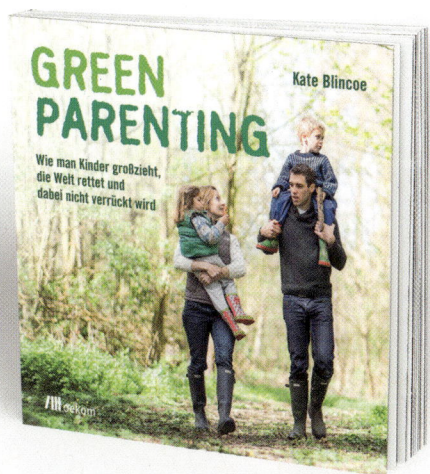

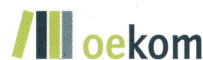